DU MEILLEUR MODE DE TRAITEMENT

DE LA

PLEURÉSIE PURULENTE

PAR

Aimé GUINARD

Docteur en médecine de la Faculté de Paris,
Ancien interne en médecine et en chirurgie des hôpitaux de Paris,
Lauréat de l'Assistance publique,
Aide d'anatomie à la Faculté de médecine.

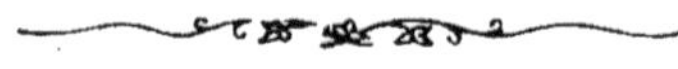

PARIS

ALEXANDRE COCCOZ, LIBRAIRE-ÉDITEUR,

11, RUE DE L'ANCIENNE-COMÉDIE, 11

——

1884

DU MEILLEUR MODE DE TRAITEMENT

DE LA

PLEURÉSIE PURULENTE

PAR

Aimé GUINARD

Docteur en médecine de la Faculté de Paris,
Ancien interne en médecine et en chirurgie des hôpitaux de Paris,
Lauréat de l'Assistance publique,
Aide d'anatomie à la Faculté de médecine.

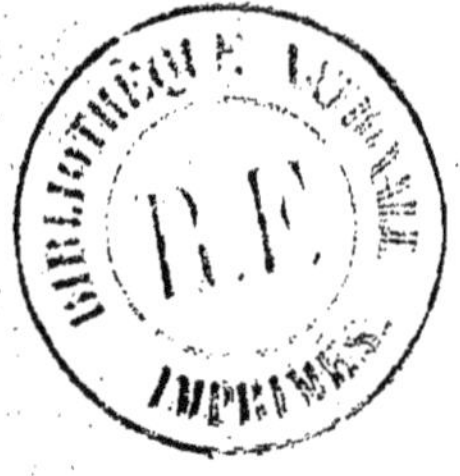

PARIS

ALEXANDRE COCCOZ, LIBRAIRE-ÉDITEUR,

11, RUE DE L'ANCIENNE-COMÉDIE, 11

1884

A MON PÈRE, A MA MÈRE

A MON AFFECTIONNÉ MAITRE

M. LE PROFESSEUR VERNEUIL

DU MEILLEUR MODE DE TRAITEMENT

DE LA

PLEURÉSIE PURULENTE

INTRODUCTION.

Ce mémoire est un chapitre détaché d'un travail que nous avons entrepris sur la pleurésie purulente, sur sa gravité et sur son traitement.

Pendant notre année d'internat chez notre excellent maître, M. A. Proust, à l'hôpital Lariboisière, nous avons eu l'occasion de voir se développer, pour ainsi dire, sous nos yeux, cinq pleurésies purulentes. Comme, dans ces cinq cas, l'épanchement était séreux tout d'abord, et comme chaque fois la thoracentèse a été pratiquée dès le début, nous avions à nous demander s'il n'y avait pas, entre la thoracentèse et la purulence de l'épanchement, un rapport de cause à effet. Disons de suite que cette grave question, déjà agitée bien des fois, sera complètement laissée de côté dans ce Mémoire : nous nous réservons d'y revenir plus tard en apportant une grande quantité d'observations comme dossier.

Nous avons pour cela recueilli un grand nombre de faits, et c'est en étudiant tous ces cas que l'idée nous est venue d'écrire une véritable monographie de la pleurésie purulente. Sur ces entrefaites, les travaux d'Estlander appelèrent l'attention sur la cure définitive des fistules pleurales, consécutives à la pleurotomie. La question de la résection des côtes fut mise à l'ordre du jour de la Société de chirurgie, et nous eûmes l'occasion d'assister à plusieurs opérations de ce genre. Nous avons cru dès lors devoir poursuivre l'étude de la pleurésie purulente jusque dans ses causes ultimes et notre travail a pris des proportions telles qu'il nous est impossible de le donner en totalité à l'impression pour en faire notre thèse inaugurale.

Nous ne transcrirons donc ici que celles de nos observations qui se rapportent à notre sujet ainsi limité et qu'on pourrait énoncer de la manière suivante : « De la valeur comparée des différents modes de traitement de l'empyème. »

En d'autres termes, notre double but dans ce travail est de montrer : 1° Quelle est dans l'état actuel de la science, la meilleure conduite à tenir lorsqu'on a porté le diagnostic de pleurésie purulente? 2° Quels résultats on peut obtenir en se plaçant dans ces conditions?

Nous faisons donc, on le voit, un chapitre de traitement et de pronostic opératoire.

Tous les autres points de vue étant éliminés, il nous

reste à exposer nos observations et à les commenter pour en tirer des enseignements pratiques. Cela nous sera d'autant plus facile, que nos malades ont été traités chacun de façon différente : de sorte qu'il suffit de parcourir nos observations pour se rendre compte de leur valeur dans l'histoire thérapeutique de la pleurésie purulente.

Nous appelons dès maintenant l'attention sur l'observation I, que nous devons à la bienveillance de M. Fernet et à l'obligeance de notre cher ami Boulland, son interne. Nous la considérons comme capitale dans la question que nous voulons élucider en passant, et qui est la suivante : les précautions antiseptiques étant prises rigoureusement pendant l'opération de l'empyème et pendant les pansements consécutifs, est-il permis de compter sur une guérison complète après un seul lavage?

Aussi ne saurions-nous trop remercier MM. Fernet et Boulland, de l'accueil empressé que nous avons trouvé auprès d'eux.

Enfin nous sommes heureux de donner ici un gage de gratitude et d'affection à notre cher maître, M. Verneuil, et à nos excellents chefs dans les hôpitaux :

MM. Tillaux, Proust, Siredey, Anger, Guibout, Bouilly, Reclus, Hallopeau, Sevestre, Schwartz et Segond.

Et nous adressons en terminant nos sentiments de reconnaissance à MM. Ducom et Riembault, qui ont guidé nos premières études médicales, et aux Drs Duplain et Million, de Saint-Étienne.

CHAPITRE PREMIER.

ÉPANCHEMENTS PURULENTS ABANDONNÉS DANS LA CAVITÉ PLEURALE SANS INTERVENTION ACTIVE

Qu'advient-il d'un épanchement purulent plus ou moins abondant développé dans la cavité pleurale? Telle est la première question que nous devons nous poser.

D'abord, une exception, qui est citée partout, c'est le cas bien authentique observé par M. Moutard-Martin. Les accidents cessèrent à la longue et il ne resta plus dans la cavité pleurale qu'une sorte de magma caséeux enkysté ou plutôt entouré d'adhérences solides. Mais c'est en vain qu'on chercherait des faits analogues. Nous ne parlons pas bien entendu de ces petites poches à contenu purulent qui disparaissent parfois à la longue.

Ces faits sont tellement exceptionnels, qu'il est inutile de s'y arrêter, car on ne peut, dans aucun cas, compter sur une terminaison aussi favorable.

On pourrait donc énoncer comme proposition fondamentale, l'axiome suivant :

Lorsqu'il y a du pus dans la cavité pleurale, il faut que ce pus trouve une issue pour que la guérison soit obtenue.

Deux voies principales s'offrent au liquide : la paroi thoracique d'une part, et les bronches d'autre part. Nous ne parlons que pour mémoire des faits dans lesquels on voit le pus fuser le long de la colonne vertébrale et se frayer une voie plus ou moins imprévue jusque dans le petit bassin, la région de la fesse, etc., etc.

La première terminaison, c'est-à-dire l'ulcération lente et progressive des parties molles d'un espace intercostal, est détestable. C'est dans ces cas-là, comme chacun le sait bien, qu'on pratique une incision de la paroi, au niveau du point le plus saillant. C'est ce que l'on appelle l'empyème de nécessité. Nous n'insistons pas.

Quant à la terminaison par ulcération du tissu pulmonaire et par vomique, elle n'est pas non plus très favorable.

On sait combien, dans la majorité des cas de ce genre, on a à lutter contre des accidents de septicémie produits par la décomposition putride du pus qui se trouve incessamment au contact de l'air inspiré. Cependant notre observation III est un fait bien remarquable qui montre que, dans le cas de perforation bronchique, il ne se produit pas fatalement un pyo-pneumothorax. Existait-il chez ce malade, au niveau de la fistule pleuro-pulmonaire, une valvule laissant passer les liquides de la cavité pleurale dans une bronche, mais s'opposant au passage de l'air et des liquides en sens inverse ? Peu importe : quoi qu'il en soit de l'explication le fait existe, et on conçoit que, dans ces conditions-là, la terminaison doit être particulièrement favorable. C'est ce qui a eu lieu en effet, puisque le malade, qui fait le sujet de cette observation, a été promptement et complètement guéri. Mais, nous le répétons, c'est là un fait tellement exceptionnel, que nous devons le regarder comme une simple curiosité et ne pas le faire entrer en

ligne de compte quand nous cherchons quelle est la plus
sage conduite à tenir en présence de cette redoutable affection... la pleurésie purulente.

En somme, on le voit, nous pouvons dire sans insister
davantage que le pus d'une pleurésie purulente a une tendance à se faire jour au dehors, mais que, quelle que soit
la voie de sortie, le malade demeure dans une situation
des plus fâcheuses. Et il nous semble permis, sans plus
de développements, de conclure que, dans la pleurésie purulente, une intervention active est de première nécessité.

Inutile d'ajouter que les moyens exclusivement médi-
caux seront toujours inefficaces, et quand nous parlons
d'une intervention active, nous pourrions dire que c'est
d'une intervention chirurgicale qu'il s'agit. Aussi pouvons-
nous écrire ici en manière de conclusion de ce chapitre :

Le diagnostic de pleurésie purulente implique l'obliga-
tion d'intervenir chirurgicalement.

CHAPITRE II.

A QUEL MOMENT FAUT-IL INTERVENIR?

La réponse à cette question découle de tout ce que nous avons dit dans le chapitre précédent. Si le pus a une tendance à perforer une des parois de la cavité qui le contient, et si, d'autre part, cette tendance est fâcheuse pour le malade, il est bien évident qu'on devra s'opposer *le plus tôt possible* à la marche naturelle de la maladie. Et pour cela, il faudra intervenir *le plus tôt possible*. Pour dire mieux, il nous semble logique, une fois que la présence du pus est bien constatée, d'intervenir sur-le-champ. Nous ne voulons pas décrire ici tous les symptômes mille fois répétés de la pleurésie purulente. Mais il en est un, vraiment si simple, si commode, si pratique pour tout le monde, que nous devons le signaler spécialement ici. C'est la ponction avec une seringue de Pravaz. Nous avons vu bien des fois employer ce moyen de diagnostic, et nous-même, en ayant soin de nous assurer de la solidité de l'aiguille, nous nous en sommes servi bien souvent avec succès.

Eh bien, une fois la présence du pus reconnue, on doit intervenir non pas le lendemain, le surlendemain, ou un des jours suivants, mais immédiatement et sur l'heure, si c'est possible.

Ici, nous ne l'ignorons pas, on peut nous faire une ob-
jection qui a une certaine valeur. Ne voit-on pas des épan-
chements purulents persister des mois et même des années
sans manifester leur présence autrement que par une gêne
mécanique de la respiration ? Ces empyèmes sont des pyothorax, si l'on peut dire plutôt que des pleurésies purulentes. Et dans certains cas, on voit le pus se transformer
en une émulsion de matière grasse, et devenir inaltéra-
ble ; il peut alors rester de longues années sans dommage
pour le malade. Ces faits sont incontestables. Déjà en
1872, M. Guéneau de Mussy, dans le premier volume de
sa clinique médicale, relate deux cas de ce genre. Chez
l'un de ses malades (tome I, page 658) l'épanchement da-
tait de quinze ans. En 1881, notre collègue le Dr Henri
Sainton a réuni douze observations analogues qui lui ont
fourni le sujet d'une très intéressante thèse inaugurale.
Son travail est intitulé : *Etude sur une variété latente et
bénigne d'empyème.* Et il s'efforce de montrer qu'à côté
de ces redoutables empyèmes dont MM. Fernet et
d'Heilly ont pu dire dans leur article du Dictionnaire de
médecine et de chirurgie pratiques : « La pleurésie purulente est, d'une façon générale, d'une extrême gravité et
dans la majorité des faits, elle tue ceux qu'elle frappe » ; à
côté, disons-nous, de ces cas-là, il y a une variété bénigne d'empyème dans laquelle l'état général reste excellent
pendant toute la durée du mal. Les leucocytes peuvent
disparaître, dit l'auteur, et les thoracentèses répétées en
tous cas font merveille ; aussi le pronostic est-il ici très
favorable. « Nous donnons la bénignité comme caractéris-

tique à la variété d'empyème que nous décrivons (Sainton, thèse citée page 41) ».

Examinons cependant plus avant ce travail de M. Sainton. A la page 37, nous le voyons insister sur ce fait que jamais l'épanchement purulent ne se résorbe. Il persiste sans diminuer pendant des années. « C'est un fait constant que le pus, même très dégénéré, transformé en une émulsion graisseuse dans laquelle on ne retrouve plus aucun élément figuré, ne diminue jamais. »

Et l'auteur en conclut (page 49) que le « seul traitement rationnel dans ces cas-là c'est la thoracentèse. » Mais cette thoracentèse, combien de fois faudra-t-il la répéter ? Jetons un coup d'œil sur les observations : un des malalades de M. Guéneau de Mussy (Clin. méd., t. I, p. 661) subit trois ponctions thoraciques ; le pus se reproduit toujours et l'auteur ajoute : « J'ai engagé ce malade à se rendre à l'Hôtel-Dieu, chez M. Fernet, actuellement chargé d'un des services de l'hôpital, pour y subir de nouvelles ponctions. » Le résultat est analogue dans les autres observations ; les malades se promènent avec leur empyème et s'acheminent tant bien que mal de ponction en ponction vers une tuberculose ultime. Ou bien peut-être un incident imprévu pourrait terminer brusquement la scène. M. Sainton n'a pas vu ce fait se produire, mais il le prévoit cependant.

Citons textuellement (page 39) : « A la longue, l'insuffisance permanente de l'hématose, l'anoxhémie prolongée et croissante finit par amener un état cachectique de plus en plus grave. *On peut supposer* aussi qu'une syncope, déterminée surtout par le déplacement considérable du cœur, pourrait terminer brusquement la scène. Mais ce ne sont là que des suppositions... »

Eh bien non, ce ne sont pas que des suppositions. Ces syncopes dont il est question ici vaguement, elles exis-tent bien réellement. Nous en citons plus loin un exemple frappant.

Jetez les yeux sur notre observation VII. Voici un malade qui ne présentait pas de symptômes bien menaçants. Il se levait et marchait dans la salle une partie de la journée. On avait pris un jour, presque à loisir, pour inter-venir, et voilà qu'il succombe en quelques minutes au moment où on allait lui appliquer le siphon pleural de Potain.

Et remarquons que notre malade rentre bien dans le cadre indiqué par M. Sainton. Son état général est bon et il se lève et marche sans défiance. Il nous semble donc que ces prétendus empyèmes bénins, exposant les malades à « se cachectiser de plus en plus », à « la misère physiolo-gique, conséquence de l'insuffisance prolongée des échan-ges respiratoires », à « une menace, à échéance plus ou moins reculée, de tuberculisation », ces empyèmes bénins, disons-nous, ne font pas du tout exception à la règle que nous voulons établir.

Il est bien évident que cette syncope mortelle a été une exception. Mais il suffit que cette terminaison soit possi-ble pour qu'on se tienne sur ses gardes. Si un malade atteint de pleurésie purulente est ainsi exposé à une syn-cope mortelle, on doit intervenir sans tarder, immédiate-ment, et pour ainsi dire aussitôt que la présence du pus est dûment constatée.

Voici donc un nouvel élément de la question qui nous occupe, et la conclusion que nous pouvons tirer de ces lignes est que l'intervention dans l'empyème doit être immédiate. Et si nous ajoutons cette conclusion à celle du chapitre précédent, nous pourrons dire :

1º Le diagnostic de pleurésie purulente implique une intervention.

2º Cette intervention doit être active, c'est-à-dire chirurgicale.

3º Elle doit être *immédiate*.

Comment devra-t-on intervenir? Quels sont les moyens actifs dont nous disposons? C'est ce que nous allons examiner dans les chapitres suivants.

CHAPITRE III.

PROCÉDÉS QUI EMPÊCHENT L'ACCÈS DE L'AIR DANS LA CAVITÉ PLEURALE.

On peut répartir en deux grandes classes les procédés
à employer pour évacuer le pus. Dans la première, nous
mettrons tous ceux dans lesquels l'opération se fait sans
que l'air puisse pénétrer dans la cavité pleurale. — Dans
la seconde, nous aurons la pleurotomie, c'est-à-dire une
opération au cours de laquelle l'air arrive forcément au
contact de la plèvre. — Énumérons brièvement d'abord
les procédés de la première classe.

Depuis la simple ponction aspiratrice jusqu'au siphon
pleural de Potain, on a décrit une série de procédés qui
permettent d'évacuer le pus. Nous ne ferons que rappeler la ponction aspiratrice simple, les thoracentèses répétées suivies ou non d'injection iodée, la ponction avec le
trocart et la baudruche de Reybard, le siphon de Potain, etc.

Toutes ces méthodes ont donné, dans certains cas, de
bons résultats. Et on trouve partout citées des observations avec guérison par l'un ou l'autre de ces procédés.

Dans la séance du 28 avril 1882 à la Société médicale
des hôpitaux, M. Moutard-Martin faisait allusion, dans
une lettre, à une modification apportée au siphon pleural

de M. Potain, par M. Révilliod (de Genève). Cette modification est d'ailleurs très ingénieuse. « C'est un siphon à amorcement permanent. Le tube pleural communique avec une bouteille que le malade peut mettre dans sa poche, ce qui fait que le liquide pleural est constamment entraîné, ainsi que les fausses membranes et même les gaz, lorsqu'il y en a. » (Lettre de M. Révilliod.) C'est là, croyons-nous, parmi les procédés que nous venons d'énumérer, le moyen le plus perfectionné qu'on puisse employer. Mais combien M. Moutard-Martin avait-il raison de dire en terminant sa lettre : « En un mot, je ne considère pas le tube de M. Révilliod comme constituant un progrès dans le traitement de la pleurésie purulente ; mais c'est un progrès pour ceux qui croient devoir *encore* se borner à l'introduction d'un tube dans la cavité pleurale. » C'est bien là la vérité, et il serait facile d'établir, par un examen attentif et comparatif des faits publiés sur ce sujet, que, dans la majorité des cas, tous ces moyens ont été insuffisants, et qu'on a dû recourir finalement à une pleurotomie largement faite. Il suffit d'avoir vu ces paquets de fausses membranes qui doivent être évacués si l'on veut obtenir la guérison, pour bien se convaincre que certaines pleurésies purulentes ne pourront se terminer sans pleurotomie. Mais, dira-t-on, vous ne savez jamais si votre cavité pleurale contient de ces énormes fausses membranes, et vous ne risquez rien, dans le doute, d'essayer d'abord les ponctions simples, les thoracentèses répétées, etc.... Si vous voyez que votre malade ne guérit pas, vous serez toujours à temps d'en arriver à cette grave extrémité qui est la pleurotomie. »

Eh bien, non, répondrons-nous. Avec vos prétendus moyens de douceur, que vous croyez inoffensifs, vous perdez un temps précieux, pendant lequel votre malade suppure, s'affaiblit, se cachectise. Vous mettez, en un mot, votre malade dans les meilleures conditions possibles pour favoriser le développement des tubercules. Vous préparez, en tous cas, un terrain propice pour la tuberculose. Et, d'un autre côté, n'est-il pas démontré que la pleurotomie faite tardivement donne des résultats infiniment moins bons que ceux de la pleurotomie précoce.

Mais c'est là un sujet qui a été traité magistralement par M. Peyrot dans sa thèse, et nous n'aurons garde d'y insister de nouveau. Il nous semble démontré, après la lecture de la thèse de M. Peyrot, que la pleurotomie faite de bonne heure est bien moins grave que la pleuro-tomie tardive. Tout ce que nous voulons rappeler ici pour le moment, c'est que la pleurotomie largement faite est la seule opération qui permette un lavage efficace de la cavité pleurale, c'est-à-dire un lavage entraînant au dehors toutes les fausses membranes qui entretiennent des suppurations pleurales interminables. Et nous ajouterons même que la pleurotomie n'est pas une opération grave. On la fait pour une maladie grave dont les suites sont souvent funestes; mais, en elle-même, nous allons d'ailleurs revenir sur ce point, l'opération de l'empyème n'est pas plus dangereuse que la plupart des opérations dont nous avons parlé plus haut.

CHAPITRE IV.

POURQUOI LA PLEUROTOMIE EST-ELLE GRAVE?

Il suffit de comparer l'opération de l'empyème à tous
les procédés qui ont été imaginés pour la remplacer, et
que nous avons appelés moyens de douceur, pour vo'r
quelle est la préoccupation constante des auteurs. Ce
qu'on veut éviter, ce qu'on cherche à prévenir par tous les
moyens, c'est l'entrée de l'air dans la cavité pleurale,
c'est le pneumothorax. Ce fait nous paraît si évident qu'il
serait puéril d'insister. C'est donc la présence de l'air qui
cause la gravité de l'opération de l'empyème. Est-il nécessaire de faire remarquer que ce n'est pas par ses propriétés physico-mécaniques que l'air doit être nuisible
dans ce cas-là ; car le poumon est déjà refoulé bien loin
de la paroi thoracique au moment de l'opération, et la
pression de l'air est encore inférieure à celle que le
liquide pleural exerçait sur le poumon avant l'opération.
C'est donc bien évidemment à cause des germes qu'il contient que l'air est redouté. Dépourvu de ses germes, il
serait inoffensif. On sait maintenant que le pus, au contact
d'un air bien purifié, ne devient pas putride. Ce n'est donc
pas l'air qu'on craint ; ce sont les germes auxquels il
sert de véhicule. Par conséquent, ce qui fait la gravité
de la pleurotomie, ce n'est pas l'opération en elle-même,

ce n'est pas la pression exercée par l'air sur le poumon, c'est bien certainement la présence des germes dans l'air. On peut donc s'expliquer comment il y aura eu deux périodes dans l'histoire thérapeutique de l'empyème.

Dans la première, on a cherché à éviter l'arrivée de l'air au contact du pus : c'était, en effet, la première idée qui devait se présenter à l'esprit. Malheureusement, tous les procédés qu'on a proposés dans ce but ne donnent que des ouvertures insuffisantes pour un nettoyage complet de la cavité.

Et il ne faut pas oublier, comme nous avons déjà eu l'occasion de le dire, que l'indication qui prime tout dans l'espèce, c'est d'évacuer complètement le pus et les paquets de fausses membranes contenus dans la cavité pleurale. Nous le répétons : de ces deux indications, 1° empêcher l'accès de l'air dans la cavité pleurale, et 2° débarrasser totalement cette cavité de ce qu'elle contient, c'est sans contredit celle-ci qui doit entrer la première en ligne de compte. En tous cas, pour être logique et par conséquent utile au malade, on ne devra jamais sacrifier la seconde à la première.

Avec tous les moyens autres que la pleurotomie, il est bien vrai qu'on empêche l'accès de l'air dans la cavité pleurale; mais l'indication principale n'est plus remplie : le foyer se vide incomplètement. Ils sont donc tous insuffisants pour une cure rationnelle de l'empyème. On comprend dès lors comment on a bien vite pensé à s'attaquer aux propriétés nocives de l'air, lorsque les antiseptiques ont pénétré dans la pratique courante. Il s'agissait de satisfaire à l'indication capitale, c'est-à-dire de faire une large ouverture au thorax et de ne laisser pénétrer dans la cavité pleurale qu'un air absolument privé de germes, un air complètement aseptique, et par conséquent inoffensif.

Aussi, l'histoire thérapeutique de l'empyème est-elle entrée dans une nouvelle phase : c'est cette seconde période dont il nous reste à parler.

Dans cette période, on ne s'attardera plus à pratiquer des ouvertures reconnues insuffisantes, et on se décidera rapidement à une pleurotomie largement faite, en s'attachant à purifier l'air ambiant.

Voyons donc quels pas on a fait dans cette voie-là, qui est la seule à fréquenter maintenant pour le traitement rationnel de l'empyème.

CHAPITRE V.

Au moment où les travaux de Lister amenaient dans
la chirurgie la révolution à laquelle nous avons assisté,
on a pu croire que la pleurotomie allait bénéficier considérablement de la nouvelle méthode. L'illusion a été de
courte durée. On s'est bien vite aperçu que, malgré le
pansement antiseptique, le pus ne tardait pas à devenir
fétide dans la plèvre et que les accidents se montraient aussi
redoutables que par le passé. Depuis quelque temps cependant, on revient avec insistance sur la question, et on commence à comprendre pourquoi les résultats n'ont pas
répondu tout d'abord à ce qu'on avait pu espérer. Nous
avons vu bien des fois, depuis quelques années, faire ce
qu'on décorait du nom de pleurotomie antiseptique. Mais
la pleurotomie n'est qu'un temps du traitement, et il
est banal de faire remarquer que si, deux jours ou
quinze jours après votre opération antiseptique, vous
confiez le pansement de votre opéré à un infirmier, vous
perdrez en un instant tout le bénéfice de l'antisepsie. Le
seul danger, a-t-on dit, c'est que le pansement cesse
d'être antiseptique : et alors ce n'est plus la faute de la
méthode, c'est la faute du chirurgien. Écoutons plutôt
M. Hache, notre collègue et ami, qui a fait sur ce sujet

une revue très travaillée dans le premier numéro de la *Revue de chirurgie* (année 1883).

« Il importe, dit il, que l'évacuation du pus soit complète, et il faut la faciliter quand l'écoulement commence à se ralentir, tant en dilatant la plaie qu'en imprimant au malade des mouvements variés. Quand c'est possible, Wagner conseille d'introduire le doigt dans la cavité pleurale, pour se rendre compte de l'état de souplesse ou de rigidité de ses parois et de la présence ou de l'absence des fausses membranes. Il faut tenir aussi le plus grand compte des caractères du pus. S'il est fluide, d'odeur normale, sans flocons fibrineux ni dépôts ; on peut probablement s'abstenir sans inconvénient de tout lavage, avec Göschel et König ; mais, dans les conditions opposées, un lavage à fond est mécaniquement nécessaire.

On pourrait, dans les cas simples, se passer de toute injection ; mais comme un seul lavage ne peut avoir aucun inconvénient et qu'il agit au contraire en complétant l'évacuation de la plèvre, il vaut mieux le pratiquer même dans ces conditions en n'employant alors, puisque leur action doit être toute mécanique, que des solutions antiseptiques à un titre juste suffisant pour qu'elles ne contiennent pas de germes infectieux. Quand, au contraire, le pus est putride, quand il laisse déposer un précipité abondant ou quand il est séparé en deux couches, l'une de sérosité, l'autre de pus épais, quand le doigt introduit par la plaie trouve la plèvre rèche, épaissie ou recouverte de dépôts fibrineux, le lavage doit être en même temps modificateur et il ne faut pas craindre d'employer plusieurs fois de suite des solutions antiseptiques fortes. (Hache. *Revue de chirurgie*, 1883, n° 1.)

Nous citons cette page en faisant remarquer qu'il faut insister davantage encore sur la nécessité d'un lavage au moins, dans tous les cas. L'injection sera toujours utile et quelquefois nécessaire : il est donc bien préférable de se tenir prêt à la pratiquer. Seulement on pourra, et cela est laissé au sens clinique du praticien, se servir, suivant les cas, de tel ou tel liquide. C'est l'état de la plèvre qui guidera le chirurgien et lui indiquera si le liquide doit être un modificateur des parois de la cavité. Quoi qu'il en soit, il nous semble inutile d'énumérer tous les liquides qu'on peut employer pour le lavage. Rappelons seulement que les solutions phéniquées doivent être rejetées dans l'espèce. König et Hueter (cités dans la revue de M. Hache) pensent que les solutions phéniquées fortes, à 5 0/0 par exemple, sont moins dangereuses, que les solutions faibles ; elles ne produisent pas d'intoxication phéniquée, à cause de leur action coagulante qui rend la surface de la plèvre incapable d'absorber. Nous pensons néanmoins qu'il est préférable de rejeter complètement l'emploi de l'acide phénique pour ces lavages. Peu importe le liquide; ce qu'il faut obtenir, c'est un bon lavage d'abord, et pour cela on pourra avec avantage user de l'eau bouillie pure ou de l'eau salée, ou bien encore d'une solution faible d'acide borique, en ayant soin de continuer les injections jusqu'à ce que le liquide ressorte absolument clair. Une fois ce lavage terminé on fera une injection avec une solution de chlorure de zinc (de 1 à 5 0/0) ou de sublimé.

On songera alors à assurer l'écoulement des liquides

et pour cela on placera dans la plaie deux sondes ou deux gros drains de 5 centimètres de longueur environ.

Un seul drain suffira s'il est au moins de la grosseur du pouce ; mais il faudra surtout s'assurer qu'il ne peut tomber dans la cavité pleurale. Voyez notre observation II ; il était pourtant retenu avec une épingle à maillot, et le drain et l'épingle se sont perdus dans la cavité thoracique. Il n'y a qu'un moyen vraiment sûr de maintenir le drain en place : c'est de le transpercer de part en part avec une aiguillée de fil qui traverse la peau, au voisinage de la plaie ; on garnit ensuite l'extrémité du fil avec un tampon de ouate salicylée. Il s'agit ensuite de faire le pansement. Nous n'entrerons pas ici dans de grands détails. Disons seulement qu'il ne faut pas se contenter du pansement de Lister classique.

D'abord le spray est peut-être inutile, cependant Wagner, Cabot, König, etc., opèrent sous les vapeurs du spray et s'en servent pendant toute la durée du premier pansement et des pansements ultérieurs. Cela n'est pas, croyons-nous, absolument indispensable. Mais il est, dans le pansement, un certain nombre de particularités plus importantes à signaler. Nous insisterons surtout sur ce fait qu'il faut, avant de placer les huit feuilles de gaze et le mackintosh, garnir l'extrémité des drains avec de la gaze roulée en forme d'anneau et recouvrir toute la plaie avec beaucoup de gaze chiffonnée. Lorsque le mackintosh est bien fixé par-dessus cette masse avec des bandes de gaze, depuis l'aisselle jusqu'au bas du tronc, on recouvre le tout avec de larges plaques de ouate salicylée qu'on applique hermétiquement tout autour du thorax avec de la gutta-percha laminée.

Nous ne saurions trop recommander l'usage de la gutta-percha laminée qui rend de grands services pour ces pansements. Elle se moule très exactement sur les parties et donne une occlusion absolument parfaite et sûre.

Les pansements ultérieurs doivent être renouvelés le moins souvent possible. Cependant le premier doit être enlevé au bout de vingt-quatre heures et le second au bout de deux jours ; chaque fois il faudra s'assurer que l'écoulement de la sécrétion pleurale se fait facilement, et pour cela on retirera le drain et on le lavera avec soin. Les autres pansements pourront rester en place 8 ou 10 jours à moins qu'ils ne soient plus tôt traversés par les liquides pleuraux. Ajoutons enfin qu'on ne doit retirer complètement le drain que lorsqu'un pansement datant de huit jours est à peine souillé au niveau de la plaie. On pourra alors, mais pas avant, laisser un pansement de Lister ordinaire sur la plaie qui ne tardera pas à se cicatriser.

Pour résumer tout ce que nous venons de dire, et le présenter sous une forme plus saisissante, décrivons brièvement les diverses phases de ce que nous appelons avec une profonde conviction le meilleur mode de traitement de la pleurésie purulente.

Dès que la présence du pus dans la cavité pleurale est reconnue, nous nous préparons à pratiquer la pleurotomie.

Aucune considération tirée de l'état général du malade

ne pourra nous faire temporiser. Nous nous dirons hardiment que si l'état général est bon, il ne peut que devenir mauvais et que s'il est mauvais il va devenir pire encore. Une fois l'opération décidée, nous rasons avec soin le creux de l'aisselle et nous lavons avec une brosse et du savon toute la région depuis l'aisselle jusqu'au bas du tronc. Puis après avoir épongé avec de l'eau phéniquée le champ opératoire, après avoir désinfecté scrupuleusement tous les instruments, nous faisons une large incision au niveau du bord supérieur de la sixième côte (Wagner, Debove, etc.). Une fois la cavité pleurale ouverte, nous y faisons passer un courant de liquide désinfecté (acide borique, eau salée, eau bouillie pure, etc...), jusqu'à ce qu'il ressorte absolument limpide : alors, introduisant l'index par la plaie, nous cherchons à nous rendre compte de l'état de la plèvre, et nous injectons, suivant les cas, un liquide modificateur plus ou moins actif. (Solution de sublimé au millième, ou solution de chlorure de zinc à 3, 4, 5 et même 8 pour cent.) Cela fait, nous choisissons un gros drain long de 5 centimètres environ et nous le fixons au ras de la plaie à l'aide d'un fil traversant la peau du voisinage. Nous recouvrons enfin le tout du pansement tel qu'il est décrit plus haut. Au bout de vingt-quatre heures (dans tous les cas, même si le pansement paraît intact), nous enlevons le pansement, nous retirons le drain et le lavons soigneusement, puis le pansement est remis en place comme la veille. Quarante-huit heures après, dans tous les cas, on va encore s'assurer que le drain n'est pas bouché et fonctionne régulièrement. Puis on peut laisser le troisième pansement jusqu'à ce qu'il soit traversé par les liquides. Si vers le huitième ou le dixième jour le drain donnait issue à une sécrétion purulente plus ou moins fétide, on serait autorisé à faire de nouveaux lavages, mais dans ce cas-là seulement.

Enfin, peu à peu, on diminuera le calibre et la longueur du drain, et on l'enlèvera complètement lorsque le pansement sera à peine souillé au niveau de la plaie. On se bornera, dès lors, à mettre sur la plaie un léger pansement de Lister sous lequel la cicatrisation s'opèrera rapidement.

Ajoutons que si l'on a un pulvérisateur sous la main, on s'en servira pendant l'opération et les jours suivants au moment des pansements.

Telles sont les règles précises qu'on devra suivre chaque fois qu'on aura diagnostiqué un empyème.

(Pour de plus amples détails pratiques, lire notre observation I, où toutes les précautions prises sont notées jusqu'à la fin.)

Voyons, maintenant que nous avons bien distingué la pleurotomie pseudo-antiseptique, cette pleurotomie, comme on l'a dit, qui n'a d'antiseptique que le nom, et la pleurotomie antiseptique véritable, voyons ce qu'on peut attendre de cette méthode appliquée, comme nous venons de l'indiquer, c'est-à-dire dans toute sa rigueur.

CHAPITRE VI.

Nous répétons ici ce que nous avons déjà dit dans le chapitre précédent, le point capital c'est de poursuivre l'antisepsie pendant tous les pansements consécutifs avec autant de soin que pendant l'opération. De sorte que nous adoptons pleinement les deux premières règles posées par Wagner, König et Goschel :

1° L'opération et les pansements doivent être faits avec les précautions antiseptiques rigoureuses ;

2° L'incision doit être faite dès que le diagnostic d'empyème est posé ; elle doit être large et permettre l'évacuation absolue et permanente des sécrétions pleurales.

Mais lorsque nous arrivons à la dernière règle posée par ces auteurs :

« Il faut faire un seul lavage désinfectant de la plèvre à moins de circonstances exceptionnelles et fixer solidement un gros drain qu'on retirera quand la sécrétion sera presque nulle depuis plusieurs jours. »

Quand nous arrivons à cette maxime érigée en règle absolue, nous nous insurgeons avec vigueur.

Il semble, en effet, si l'on en croit notre ami M. Hache, qu'en Angleterre et en Allemagne la grande majorité des pleurésies purulentes est maintenant guérie avec un seul lavage.

L'empyème est un abcès, dit-il, et doit être traité comme tel.

L'empyème est un abcès, nous ne le contestons pas ; traitez-le comme tel, si vous voulez, mais gardez-vous de croire que vous allez le guérir comme un abcès ordinaire.

Il est bien évident que les conditions ne sont pas les mêmes dans la poitrine et le tissu cellulaire sous-cutané par exemple. Les parois de la poche sont ici rigides et n'ont aucune tendance à se rapprocher, du moins immédiatement. Or, la condition essentielle de la guérison rapide d'un abcès, c'est l'accolement de ses parois. On ne doit donc pas y compter dans la pleurésie purulente où nous trouvons des conditions physiques absolument réfractaires à ce mode de terminaison.

Nierons-nous que dans quelques cas on peut obtenir la guérison après un seul lavage ? Loin de nous cette pensée. Il est bien certain que quelques pleurésies purulentes ont guéri, comme nous l'avons déjà dit, après une seule vomique (obs. III), après une seule ponction aspiratrice, après des ponctions répétées, etc..., à plus forte raison pourra-t-on constater des guérisons après un seul lavage quand on aura pratiqué la pleurotomie.

Mais ce que nous voulons faire ressortir ici, c'est que la proportion indiquée par M. Hache, après les divers auteurs précédemment cités, doit être renversée.

Il ne faut pas dire, suivant nous, qu'*à moins de circonstances exceptionnelles*, la pleurotomie rigoureusement antiseptique avec un seul lavage guérira la pleurésie purulente, mais on pourrait plutôt énoncer que :

La pleurotomie doit toujours être faite avec toutes les précautions antiseptiques prescrites, et *dans quelques circonstances exceptionnelles*, on obtiendra la guérison après un seul lavage.

Et de là à compter sur la guérison après un seul lavage et à taxer de circonstances exceptionnelles les cas où l'on n'aura pas obtenu ce résultat, il y a bien loin. Et c'est précisément sur ce point que nous désirons insister.

Il ne faudrait pas abandonner la méthode parce qu'on n'aura pas toujours obtenu la guérison après un seul lavage ; on devra au contraire se bien persuader qu'on a employé le moyen le plus efficace et que si un seul lavage n'a pas suffi, on peut être assuré que tous les moyens de douceur auraient été impuissants dans le cas particulier.

Quant à la pleurotomie en elle-même, on peut bien dire que lorsqu'elle est faite dans les conditions que nous avons spécifiées, c'est une opération facile et bénigne. Nous en pensons autant des lavages de la cavité pleurale. Cependant nous devons signaler ces accidents épileptiformes que M. Dumontpallier a observés pendant ses lavages. « Sur 17 ou 18 cas d'empyème que j'ai pratiqués, j'ai observé trois fois dans les mêmes conditions cette crise épileptiforme ; j'ai un quatrième malade chez lequel, bien qu'il n'y ait plus qu'un trajet fistuleux pleuro-cutané, j'amène des vertiges en poussant une injection un peu forte, et je ne doute pas que si je voulais insister j'irais jusqu'à déterminer une véritable attaque épileptiforme causée par la distension de la cavité pleurale. » Telles sont les paroles de M. Dumontpallier à la Société médicale des hôpitaux (séance du 10 août 1883). Mais vraiment cet accident est si facile à éviter qu'il est à peine utile d'insister. Ne suffit-il pas en effet d'avoir soin que le liquide injecté ressorte sans effort et par conséquent sans exercer de compression sur le poumon ?

En somme, si nous voulions énoncer quels sont les bienfaits qu'on peut attendre de la méthode antiseptique dans le traitement de la pleurésie purulente, nous dirions : cette méthode guérira avec un seul lavage tous les cas qui auraient guéri par les procédés de douceur, mais c'est l'exception. Et dans tous les cas elle abrégera la durée de la suppuration et surtout supprimera la plus redoutable complication de la maladie, c'est-à-dire la septicémie, l'infection putride.

Comme on le voit, nous estimons que la méthode réalise un progrès considérable dans la thérapeutique de l'empyème, et modifie notablement le pronostic de la pleurotomie.

Mais notre intention est de mettre en garde contre l'enthousiasme un peu trop précipité de certains auteurs. Une pareille exagération ne peut, suivant nous, que nuire à la méthode qui reste malgré tout la seule à employer dans l'état actuel de nos connaissances.

Seulement, nous le répétons en terminant, ne lui demandons que ce qu'elle peut donner, et contentons-nous des résultats certains qu'elle nous offre :

1° Dans quelques cas, la guérison après un seul lavage.

2º Dans tous les autres cas, une marche plus rapide vers la guérison.

3º Une sécurité considérable au point de vue des complications redoutables de la pleurotomie.

RÉSUMÉ.

1° Lorsqu'un épanchement purulent s'est développé dans la cavité pleurale, il faut absolument que le pus soit évacué au dehors ;

2° Abandonné dans la plèvre sans intervention, le pus tend à se faire jour au dehors, soit par les bronches, soit par un espace intercostal ;

3° La dernière terminaison est détestable, c'est l'avis unanime. Quant à la première, notre observation III en est un remarquable exemple ; mais le fait est tellement exceptionnel que nous en avons cherché en vain un pareil dans les différents recueils ;

4° L'intervention active est donc nécessaire ;

5° Elle doit être précoce, on pourrait même dire immédiate. En d'autres termes, le diagnostic de pleurésie purulente implique, selon nous, une intervention immédiate. Notre observation VII montre les dangers auxquels les malades sont exposés, même lorsque l'état général et local ne semblent pas menaçants. Aussi les prétendus empyèmes bénins sur lesquels a insisté M. Sainton ne doivent pas faire exception ;

6 Une simple ponction aspiratrice, des thoracentèses répétées, suivies ou non d'injections iodées, l'apposition de canules métalliques, la ponction avec le trocart garni de la baudruche de Reybard, le siphon de Potain, etc...,

sont autant de moyens qui ont été préconisés dans le traitement de la pleurésie purulente;

7° Tous ces moyens ont donné des succès qu'on trouve consignés dans maints recueils; nous les considérons néanmoins comme infidèles et dangereux;

8° Dans la majorité des cas, ces moyens que nous appelons moyens de douceur, relativement à la pleurotomie, ont été insuffisants, et ont dû être suivis d'une pleurotomie tardive, c'est à-dire d'une opération faite dans de mauvaises conditions;

9° La pleurotomie largement faite est la seule opération qui assure un nettoyage complet et absolu de la cavité pleurale;

10° Le seul inconvénient qu'elle présente, c'est de permettre la libre entrée de l'air dans le foyer purulent et par suite la décomposition putride du pus;

11° C'est ce qui explique pourquoi tous les efforts tendent à remplacer la pleurotomie par une méthode qui prévienne l'introduction de l'air dans la cavité pleurale (travaux de Reybard, de Potain, etc.).

12° Malheureusement tous les procédés qui permettent d'em pêcher l'accès de l'air dans la cavité pleurale donnent une ouverture insuffisante, et par suite, l'indication principale, qui est, comme nous l'avons vu, de vider complètement le foyer, n'est plus remplie;

13° La pleurotomie étant une opération de nécessité, *que rien ne peut suppléer* dans le traitement de la pleurésie purulente, il faut chercher, non pas à la remplacer par des ouvertures plus étroites, mais à la faire dans des conditions différentes;

14° Les précautions rigoureuses de la méthode anti-septique, prises non seulement pendant l'opération de l'empyème, mais au cours de chacun des pansements ulté-rieurs, sont les conditions les plus favorables pour empê-cher que le pus ne devienne fétide et septique ;

15° Cependant il nous paraît illusoire de penser que toujours après un seul lavage on obtiendra la guérison, nous ne disons pas du malade, mais de l'épanchement ;

16° Les conditions physiques dans lesquelles se trouve la région doivent faire rejeter l'assimilation de la pleu-résie purulente à un abcès ordinaire dont les parois peu-vent se rapprocher et se souder par première intention l'une à l'autre après un seul lavage antiseptique ;

17° Si la méthode antiseptique ne donne pas toujours dans cette affection des résultats aussi merveilleux que ceux dont on parle en Angleterre et en Allemagne, elle ne constitue pas moins un progrès considérable dans le traitement de la pleurésie purulente ;

18° Grâce à l'antisepsie rigoureuse prolongée (1), les accidents septicémiques qui accompagnaient si souvent la pleurotomie ne sont plus à craindre ; on ne sera donc plus tenté de temporiser ;

19° L'opération faite plus tôt, grâce à la sécurité que donne la méthode, abrégera considérablement la durée de la maladie.

CONCLUSIONS

En présence d'un malade atteint de pleurésie purulente, on devra se conformer aux règles suivantes :

A. Faire la pleurotomie largement, aussitôt que la présence du pus est reconnue;

B. Observer rigoureusement les précautions antiseptiques pendant l'opération;

C. Laver à grande eau (liquide quelconque désinfecté)
la cavité pleurale, et, lorsque le liquide ressort bien clair,
faire une injection avec une solution de chlorure de zinc
ou de sublimé (plus ou moins forte suivant l'état de la
plèvre);

D. Prendre autant de souci des pansements ultérieurs
que de celui du jour de l'opération;

E. Si, au bout d'une huitaine de jours, la sécrétion
pleurale restait franchement purulente, ne pas hésiter à
faire de nouveaux lavages.

Nous sommes donc, on le voit, partisan convaincu de
la pleurotomie immédiate, pratiquée avec toutes les res-
sources connues de la méthode antiseptique; mais nous
ne demandons pas à cette méthode ce qu'elle ne peut pas
donner dans l'espèce, c'est-à-dire la guérison de la
majorité des cas après un seul lavage.

Le premier cas de pleurésie purulente traité en France, avec tous les détails indiqués par Wagner, a été, croyons-nous, publié par M. Debove. (Voir dans l'*Union médicale* le Compte rendu de la Société médicale des hôpitaux, séance du 26 juillet 1883.)

Dans la discussion qui eut lieu sur ce sujet au cours de cette séance, MM. Dumontpallier et Rendu ont cité aussi des observations dans lesquelles ils avaient *cru être* anti-septiques comme M. Debove. Mais il suffit de citer leurs paroles pour montrer qu'ils n'avaient en rien observé les règles de la pleurotomie vraiment antiseptique, en un mot de la pleurotomie dont parlait M. Debove. M. Dumontpallier « appliqua le pansement de Lister après l'opération de l'empyème. Le *premier pansement fut con-servé jusqu'au septième jour*. Le malade guérit. Il attri-bue surtout à la rareté des pansements l'efficacité de cette méthode de traitement. »

Ainsi, le premier pansement est resté sept jours en place, et nous avons vu combien il est urgent de l'enlever au bout de vingt-quatre heures pour surveiller le fonc-tionnement du drain. M. Dumontpallier s'était borné à à appliquer le pansement de Lister après l'opération de l'empyème » ; mais cela n'a aucun rapport avec l'opération réglée dont parlait M. Debove. Quant à M. Rendu, il suffit de lire le compte rendu de la séance pour bien voir qu'il parle simplement « de lavages antiseptiques » faits au cours d'une pleurotomie. Nous avons insisté au contraire sur ee fait, qu'il faut s'efforcer de faire le moins de lavages possible.

Nous croyons donc pouvoir affirmer que M. Debove est le premier à Paris qui ait publié une observation de pleurotomie antiseptique suivie d'un seul lavage. Aussi, mettrons nous cette observation en tête des observations que nous publions. Nos observations I et II montreront que si, avec toutes les précautions que nous avons indiquées, l'affection peut guérir avec un seul lavage, cela n'est pas la règle, et que bien des fois, au contraire, il sera nécessaire de pratiquer plusieurs lavages ultérieurs. Enfin, nos autres observations démontrent combien il est dangereux de temporiser lorsqu'on a fait le diagnostic d'empyème et d'employer tout autre traitement que la pleurotomie immédiate.

Note sur un cas de pleurésie purulente guérie en trois semaines.
(Soc. méd. des hôp., par M. Debove. Séance du 27 juillet 1883.)

Le malade que j'ai l'honneur de présenter à la Société est un jeune homme de 23 ans, dont voici l'observation :

Le nommé Cullottin (Louis), salle Jenner, n° 26, a perdu son père, mort de phthisie pulmonaire, à l'âge de 57 ans : sa mère et sa sœur vivent et sont bien portantes. Depuis quelque temps sa santé laissait à désirer sans qu'aucun appareil semblât particulièrement lésé, lorsque, le 15 mai, il fut pris d'un frisson, d'un point de côté gauche et dut garder le lit ; il se décide à entrer à l'hôpital le 24 mai et nous l'observons le 22 pour la première fois. Nous diagnostiquons une pleuro-pneumonie.

Les signes de pleurésie sont : matité étendue du côté gauche, absence de vibrations, skodisme sous la clavicule, souffle dans toute la hauteur à gauche et en arrière, déplacement de la pointe du cœur qui est refoulé à droite.

Les signes de pneumonie sont : du souffle, qui nous paraît un peu dur au voisinage de la colonne vertébrale, et des râles crépitants venant par bouffées. D'ailleurs, l'existence de crachats rouges, visqueux et aérés, ne permet aucun doute sur l'existence de la pneumonie.

Le malade eut une température qui oscilla entre 39º et 40º et tomba à 37,6 le 28 juillet, mais elle remontait le lendemain à 39,4 et présentait les jours suivants une série d'oscillations, la fièvre étant plus forte le soir que le matin de 1 à 2 degrés.

6 juin, soir. Le malade eut 40º.

La marche de la température nous indique exactement la marche de la maladie, et elle peut être exactement suivie sur la courbe qui a été tracée. Il est vraisemblable que la température de 37,6, observée le 28 mai, marque la fin de la pneumonie.

A dater de ce jour, nous nous trouvons en face de la pleurésie seule. L'épanchement était considérable, comme le démontrait le déplacement de la pointe du cœur et l'étendue de la matité, le skodisme ayant disparu. Nous supposons que l'épanchement pouvait être purulent, en nous basant sur les exacerbations fébriles vespérales, sur la constatation d'un œdème qui, léger d'abord, finit par s'accentuer, envahissant la moitié inférieure du tronc, les membres inférieurs et la face.

Nous notons cependant que la pectoriloquie aphone est parfaitement perçue, contrairement à ce qui a été annoncé par Guido Baccelli.

Le 7. Nous pratiquons une thoracentèse et retirons 1 litre de pus. Elle eut un bon effet ; la température, qui était de 40º la veille, de 38,4 le matin, tomba à 38º le soir et à 37,6 le lendemain ; la dyspnée diminua d'une façon notable.

Mais cette amélioration ne fut que passagère ; le 14 juin la température était de 40º le soir et de 39,8 le 15 juin.

Nous nous décidons à pratiquer l'empyème le 16 juin, malgré

le mauvais état général, malgré l'élévation de la température et l'œdème presque généralisé.

L'incision fut pratiquée dans le sixième espace intercostal ; elle donna lieu à un écoulement de 4 litres de pus.

7 juillet. Nous retirâmes le drain, et le 9 la pleurésie avait cessé de communiquer avec l'intérieur, il ne restait plus qu'une petite plaie bourgeonnante.

L'accident à noter a été une température de 38,9, observée le 21 juin et attribuée par nous à une oblitération du drain. En dehors de cela, la température est tombée le lendemain de l'opération à 37° et s'est toujours maintenue entre 37° et 37° quelques dixièmes.

Aujourd'hui, la respiration s'entend parfaitement dans tout le côté gauche ; il ne subsiste que quelques frottements. Nous pouvons donc dire que ce malade a été guéri en trois semaines environ, si nous ne tenons pas compte du temps nécessaire pour la cicatrisation de la plaie extérieure.

Observation I.

(Recueillie par notre excellent ami Boulland,
dans le service de M. Fernet.)

Pleurésie purulente guérie par la pleurotomie antiseptique.

Le 15 mars 1883, le nommé Gounsy, âgé de 31 ans, scieur de pierre, entre au n° 27 de la salle Saint-Jean, dans le service de M. Fernet, à Beaujon.

Il ne présente rien de particulier dans ses antécédents héréditaires.

A l'âge de 12 ans, il a été atteint d'un rhumatisme articulaire occupant toutes les articulations des membres inférieurs. Le genou gauche est resté malade pendant trois semaines et l'articulation coxo-fémorale pendant deux mois. Celle-ci est demeurée en partie ankylosée. Le membre inférieur gauche s'est moins développé que le droit et il en est résulté une claudication assez accentuée.

G... n'a jamais eu de maladies vénériennes.

Il n'est pas alcoolique.

Il y a quatorze ou quinze ans, G... a eu une pleurésie gauche. Le médecin qui le soignait, après avoir songé à lui faire une ponction, se contenta de faire placer des vésicatoires sur le côté malade.

Il semble que la plèvre gauche fut, à cette époque, le siège d'un hydropneumothorax ; car le malade raconte qu'il éprouvait la sensation de flot et que son médecin put percevoir le bruit de succussion à une certaine distance du thorax. On constata également un refoulement très notable du cœur à droite, et G..., qui avait souvent des palpitations de cœur, les sentait se produire sur le côté droit du sternum. Le cœur est toujours resté déplacé depuis.

G... ne s'est jamais complètement alité pendant cette maladie, qui a duré trois ans environ. Ce n'est qu'au bout de ce temps qu'il a pu reprendre son travail. Sa santé n'est pas redevenue aussi bonne qu'avant le début de sa maladie : les forces étaient notablement diminuées, l'amaigrissement survenu au cours de la pleurésie persista. (G... pesait, avant de tomber malade, 130 livres.)

Il y a trois ans, G... entra à Beaujon, dans le service de M. Féréol. Il avait une pleurésie gauche, que l'on ponctionna à cinq reprises différentes. Le liquide paraît avoir présenté les caractères qu'offre celui de la pleurésie hémorrhagique : il était noirâtre, couleur de café ; par le repos, il se séparait en deux couches superposées : l'une, supérieure, qui était très foncée ; l'autre, inférieure, qui occupait dans le bocal une hauteur de 5 centimètres environ et dont la nuance était grisâtre.

A chaque ponction on retira 2 litres environ.

Après ces opérations, le cœur parut être moins refoulé à droite, mais ne reprit jamais complètement sa place.

Au bout de quatre mois, G... sortit du service très amélioré, mais encore fort affaibli et dans un état de santé imparfaite. Il reprit difficilement son travail et avait souvent de la dyspnée. Il toussait toujours un peu.

Il y a un mois, à la suite d'un refroidissement, G... a eu une forte fièvre, avec plusieurs frissons.

La base du bord axillaire gauche du thorax fut, dès le premier jour, le siège d'un point de côté fort douloureux.

La toux devint, dès le lendemain, très fréquente et ne s'accompagna pas d'expectoration. La dyspnée était des plus vives.

Il n'y eut pas d'autres troubles digestifs qu'une diminution de l'appétit.

Les palpitations de cœur reparurent pendant le cours de cette pleurésie.

G... avait de la céphalalgie et une insomnie presque complète.

Il transpirait abondamment la nuit.

Au moment de son entrée dans le service, G... est dans un état de faiblesse extrême; il est amaigri et en proie a une forte dyspnée.

Sa température oscille entre 39° et 40°. Le pouls est fréquent.

Lorsqu'on examine le thorax, on observe une légère dépression siégeant au-dessous du mamelon gauche. A la partie postérieure, il y a peu de différence entre les deux moitiés de la poitrine.

Les mouvements respiratoires sont moins amples à gauche.

Il n'y a pas d'œdème de la paroi.

On ne trouve pas non plus de points douloureux sur le trajet des phréniques.

Les vibrations thoraciques sont très notablement diminuées.

Il existe à gauche une matité absolue dans la moitié inférieure du thorax en arrière et sur le bord axillaire. En avant, la matité n'occupe guère que le quart inférieur.

A l'auscultation, on constate dans les mêmes points de l'abolition du murmure vésiculaire.

Il n'y a ni égophonie, ni transmission de la voix chuchotée.

La partie postérieure du poumon gauche, en haut, et la totalité du poumon droit sont le siège de râles muqueux et sibilants, surtout nombreux au sommet.

Le foie et la rate ne présentent rien d'anormal.

Il n'y a pas d'albuminurie.

Traitement : tisane pectorale, potion de Todd.

Le 21. L'état du malade reste stationnaire; la température est toujours entre 39° et 40°. G... se plaint surtout de son point de côté et de la difficulté qu'il a à respirer.

Le 28. La température s'abaisse. Les signes de la pleurésie restent les mêmes.

2 avril. La fièvre a diminué, la température oscille autour de 38°. La dyspnée continue. L'appétit est complètement aboli. On fait prendre au malade quatre cuillerées à bouche de poudre de viande chaque jour.

Le 7. G... éprouve de fortes palpitations de cœur. Les battements cardiaques se perçoivent très nettement à droite du sternum. L'état général est toujours mauvais. Le sommeil a presque complètement disparu. G... transpire beaucoup chaque nuit.

Le 8. M. Fernet fait une ponction thoracique avec l'appareil Potain. Elle donne issue à 1 litre de pus mal lié, de couleur grisâtre.

Le 9. La matité a disparu à la partie postérieure de la poitrine; mais elle persiste en avant dans le quart inférieur, ainsi que l'abolition du bruit respiratoire.

Le 13. La température atteint 40°. L'épanchement s'est reproduit : on en retrouve tous les signes tels qu'on les constatait à l'arrivée du malade. Les sueurs nocturnes sont très abondantes.

En présence de l'aggravation de l'état général et de la tendance qu'a la pleurésie à récidiver, M. Fernet décide qu'il y a lieu de faire l'opération de l'empyème.

Le mode de traitement arrêté d'avance est la pleurotomie antiseptique avec un seul lavage. Les précautions étaient d'autant plus nécessaires, qu'il y eut, pendant le cours du traitement, un cas de diphthérie et plusieurs érysipèles dans le service.

Le 17. M. Bouilly vient faire l'opération. La température du malade est à 39,2. Toutes les précautions sont prises pour que l'antisepsie soit aussi complète que possible : la région à opérer est soigneusement lavée à l'eau savonneuse puis avec la solution phéniquée au 1/20e; l'aisselle gauche est rasée : les mains et les instruments sont lavés à l'eau phéniquée; l'opération se fait sous la vapeur du pulvérisateur.

Tout d'abord, M. Bouilly ponctionne le septième espace intercostal avec l'appareil Potain et, dès que la présence du pus est constatée par son arrivée dans le flacon, une incision au bistouri est pratiquée de chaque côté de l'aiguille aspiratoire, jusqu'à une distance de 4 centimètres à droite et à gauche.

La plèvre, qui avait été épargnée par le bistouri, est ensuite ouverte avec le bec d'une sonde cannelée.

Le pus jaillit aussitôt en grande quantité. Il en sort environ 2 litres. Son odeur est fétide.

On facilite son expulsion en faisant tousser le malade.

La cavité pleurale est ensuite lavée avec une solution de chlorure de 2,5/100. L'injection faite au moyen de la seringue à hydrocèle est répétée jusqu'à ce que le liquide sorte clair. Il passe ainsi dans la plèvre environ 4 litres de la solution. Quelques fausses membranes sont expulsées avec le liquide.

Un drain en caoutchouc rouge, gros comme le petit doigt et d'une longueur de 7 centimètres, est placé dans la cavité séreuse. Son extrémité externe est retenue au bord de l'incision par une épingle de nourrice. Pour éviter que cette épingle vienne irriter la plaie, on l'entoure avec un peu de ouate salicylée, imprégnée de goudron de Norvège.

Un morceau de protective, percé à son centre pour laisser passer le drain, est appliqué sur la solution de continuité. Puis, la gaze de Lister, trempée dans l'eau phéniquée au 1/40 et fortement exprimée, est étalée, en grande quantité, sur la région opérée. Au-dessus d'elle on place le pansement composé de Mackintosh et de huit doubles de gaze humectée avec la solution phéniquée faible.

Cette pièce de pansement s'étend depuis le flanc jusqu'à l'aisselle et du sternum à la colonne vertébrale. Les bords sont garnis avec de l'ouate salicylée, surtout au niveau de la région axillaire. Puis, le tout est fixé avec des bandes de gaze recouvertes elles-mêmes de bandes de flanelle.

Nous ajouterons que ce pansement, toutes les fois qu'il fut renouvelé, fut fait avec les mêmes précautions et d'une façon identique jusqu'à la guérison complète. Chaque fois il fut changé sous le nuage du pulvérisateur.

Après l'opération, on élève le siège du malade sur un coussin pour que la plaie se trouve dans un point déclive par rapport aux culs-de-sac pleuraux.

Le soir, la température était à 36°.

Le 18. G... a bien dormi. Le pansement n'est pas transpercé par le liquide ; il est renouvelé. La quantité de liquide qu'on trouve dans les pièces de gaze ou qui sort de la cavité pleurale en faisant tousser le malade peut être évaluée à un verre et demi.

Ce liquide offre l'aspect d'une sérosité un peu louche. On place un nouveau pansement.

Le 19. Température du matin : 38,4. G... a passé une mauvaise nuit par suite de la position gênante à laquelle l'oblige le coussin placé sous son siège. On retire ce coussin et on le replace pendant quelques heures seulement dans la journée.

Le 20. Troisième pansement. Le liquide évacué représente le volume d'un demi-verre environ, sa couleur est brunâtre et sa consistance rappelle celle d'une solution de gomme. Il est complètement inodore.

A l'auscultation, on trouve un souffle amphorique occupant le tiers inférieur du thorax en avant et en arrière.

G... a de l'intoxication phéniquée : ses urines sont noires; il a eu quelques nausées.

Pour empêcher l'absorption de l'acide phénique du pansement, on recouvre la paroi thoracique d'une légère couche de vaseline boriquée.

Le 21. La température retombe à 37°.

Le 22. L'intoxication phéniquée persiste, mais sans autre manifestation que la coloration des urines. Pour y remédier, le nouveau pansement est humecté avec une solution de chlorure de zinc à 1.5/100, au lieu d'acide phénique.

Le liquide sécrété depuis quarante-huit heures est équivalent à deux cuillerées à bouche. Comme les fois précédentes, il est sans odeur.

Le 24. L'urine est à peine colorée en brun. L'état général est bon; l'appétit revient; la dyspnée a disparu.

Le 25. Quatrième pansement. La quantité de liquide évacué représente une cuillerée à café.

Le 26. G... commence à se lever. Il reste deux heures hors du lit.

Le 28. Cinquième pansement. Le liquide est plus abondant; il y en a environ trois cuillerées à bouche.

Le 29. G... a une légère excoriation au niveau du sacrum. Elle paraît due à la solution de chlorure de zinc qui a coulé dans le lit pendant l'injection, le jour de l'opération. On panse le siège avec de la vaseline boriquée.

1er mai. La température est à 38° le matin. Sixième pansement. Quantité de liquide expulsé : un demi-verre. Le siège présente une eschare de la dimension d'une pièce de 1 franc. On le passe au styrax.

Le 4. Température du matin, 38°. Septième pansement. Le drain est oblitéré par des fausses membranes jaunâtres, assez résistantes, déchiquetées sur leurs bords. La cavité pleurale sécrète depuis la dernière fois un verre de liquide.

Température du soir, 38,6.

Le 5. G... a de la fièvre. Température du matin, 39,4. Dans la crainte que le tube à drainage soit de nouveau oblitéré, on refait le pansement. On trouve en effet dans le drain deux fausses membranes. En faisant tousser le malade, il sort trois cuillerées il bouche de liquide Celui-ci est maintenant modifié d'aspect : à est jaunâtre, assez épais et mêlé de fausses membranes qui sortent difficilement par la plaie. Pour faciliter leur expulsion, on fait dans la plèvre un lavage avec une solution de chlorure de zinc à 1,5/100. Afin de ne pas exercer de pression trop forte sur la cavité pleurale et de ne pas détruire les adhérences, on emploie un siphon composé d'un tube de caoutchouc et d'un entonnoir.

On voit, lorsqu'on abaisse celui-ci, sortir une grande quantité de fausses membranes. Le nouveau pansement est humecté avec la solution phéniquée faible.

A l'auscultation, on entend du souffle amphorique à partir du mamelon jusqu'à la base du thorax et en arrière dans le quart inférieur.

Le cœur est toujours aussi déplacé.

Le soir, la température tombe à 37,4.

Le 6. G... cesse de se lever. L'appétit a diminué.

Le 7. Température le soir, 39°. L'intoxication phéniquée s'est reproduite : les urines sont noires; il y a eu un vomissement.

Le 8. Neuvième pansement. Cette fois il est humecté de chlorure de zinc à 1,5/100 et cette solution est employée désormais jusqu'à la fin du traitement.

Le drain est encore oblitéré par des fausses membranes.

La sécrétion liquide est équivalente à trois cuillerées à bouche.

Le 9. Temp. 38,5, le soir.

Le 10. Temp. 40°. Dixième pansement. Le drain contient des

fausses membranes; il y a une cuillerée à bouche de liquide dans la plèvre.

L'intoxication phéniquée a disparu.

Le 11. L'eschare du sacrum est guérie.

Le 13. La température oscille toujours autour de 38°.

Onzième pansement. Il sort de la cavité pleurale un verre de liquide jaunâtre, peu épais, mêlé de fausses membranes qui s'éliminent difficilement et dont quelques-unes ont oblitéré le drain.

On fait dans la plèvre un lavage au chlorure de zinc avec le siphon.

Le drain unique est remplacé par deux autres d'un calibre moitié moindre.

Le 14. G... recommence à se lever. Il n'a plus de fièvre.

. Le 15. Douzième pansement. Évacuation de deux cuillerées à bouche de liquide, sans fausses membranes.

Le 16. G..., ayant voulu descendre au jardin, a eu une syncope.

Le 17. Temp. 38°2.

Le 18. Treizième pansement. Les drains sont obstrués par des fausses membranes. Le liquide retenu dans la plèvre représente la valeur de quatre cuillerées à bouche. Un lavage au chlorure de zinc donne issue à une assez grande quantité de fausses membranes en très petits fragments.

Comme il semble que la sécrétion augmente beaucoup du deuxième au troisième jour et qu'on trouve une grande différence dans la quantité du liquide, suivant qu'on fait le pansement, au bout de deux ou trois jours, on se décide à le faire désormais toutes les quarante-huit heures.

Le 20. Quatorzième pansement : une cuillérée de liquide ; pas de fausses membranes. Temp. 38,6, le soir.

Le 22. Quinzième pansement : il ne sort pas une goutte de liquide de la plèvre.

Le 24. Seizième pansement : issue de trois cuillerées à bouche de liquide, toujours semblable à celui décrit plus haut, toujours sans odeur.

Le 26. Dix-septième pansement : il sort de la plèvre quatre cuillerées à bouche de liquide mêlé de fausses membranes, dont quelques-unes obstruent les drains. Lavage au chlorure de zinc.

Les drains sont raccourcis de 1 centimètre.

Le 28. Dix-huitième pansement : il sort deux cuillerées à bouche de liquide.

Le 30. Dix-neuvième pansement : rien ne sort de la plèvre. A l'auscultation, on trouve toujours en avant dans les deux tiers inférieurs les signes d'un pneumothorax. Ils ont disparu en arrière et sur le bord axillaire.

1er juin. Vingtième pansement : pas de liquide dans la plèvre.

Le malade pèse 100 livres. Il se lève toute la journée et descend au jardin.

Le 3. Vingt et unième pansement : issue de 3 à 4 cuillerées à bouche de liquide.

Les signes du pneumothorax ont disparu. Il y a seulement de l'obscurité respiratoire en avant, dans les deux tiers inférieurs du poumon gauche.

L'espace intercostal incisé est très rétréci. Les drains sont difficilement remis en place.

Le 5. Vingt-deuxième pansement : les drains sont tombés dans le pansement. La plèvre est oblitérée par des bourgeons charnus qu'on est obligé de détruire avec le doigt pour rétablir le trajet. Il sort de la plèvre un verre de liquide. Un lavage au chlorure de zinc amène au dehors quelques fausses membranes.

Le 6. Temp., 38°, le matin. L'état général est bon. Le malade prend, chaque jour, quatre portions, deux litres de lait, quatre cuillerées de poudre de viande.

Le 7. Vingt-troisième pansement : issue d'un verre de liquide mêlé de fausses membranes, qu'on fait sortir complètement au moyen d'un lavage au chlorure de zinc.

Le 8. Temp., 39°, le matin. Les drains sont probablement oblitérés.

En effet, dans la soirée, le malade sent, tout à coup, après un effort de toux, couler une certaine quantité de liquide, qui vient même humecter un peu les bords du pansement. La température tombe à 38°.

Le 9. Vingt-quatrième pansement : il sort de la plèvre trois cuillerées à bouche d'un liquide épais, gélatineux, brunâtre, contenant des quantités de petites fausses membranes.

La respiration est très nette dans toute la hauteur du poumon gauche en arrière. Dans le quart inférieur, en avant, on trouve les signes d'un pneumothorax.

Temp., 37°. Elle se maintient à ce niveau jusqu'à la guérison.

Les 11, 13, 15, 17, 19, 21, 23 et 25. A chacun de ces pansements, on ne trouve plus qu'une cuillerée à bouche de liquide sans fausses membranes.

Le malade pèse, le 11 juin, 102 livres 5 ; le 19, 106 livres, et le 25, 108 livres 5.

Le 27. G... a entr'ouvert son pansement à la partie supérieure et a versé de l'eau phéniquée à 5 0/0 le long de sa paroi thoracique, au-dessus de la plaie. Il en résulte un fort érythème. Le pansement est renouvelé : il sort de la plèvre trois cuillerées à bouche de liquide.

Le 29. Trente-quatrième pansement : issue d'une cuillerée à bouche de liquide. L'érythème est pansé avec du protective enduit de vaseline boriquée.

1er juillet. G... a encore entr'ouvert son pansement et s'est fait avec les ongles des excoriations jusqu'au voisinage de la plaie, par suite du prurit qui détermine l'érythème.

Les drains sont sortis de la plaie. La plèvre contient un verre de liquide. Une injection au chlorure de zinc fait sortir quelques fausses membranes de petite dimension.

Le 3. Trente-sixième pansement : issue d'une cuillerée à café de liquide.

G... pèse 112 livres.

Le 5. Trente-septième pansement : il ne sort pas plus de liquide que la fois précédente.

Le cœur commence à reprendre sa place ; on sent battre la pointe le long du bord gauche du sternum.

Les drains sont raccourcis de 2 centimètres.

Les 7, 9, 11, 14 et 16. A chacun de ces pansements, il ne sort qu'une cuillerée à café de liquide. Il n'y a plus de fausses membranes. Le cœur reprend peu à peu sa place. Au pansement du 16 juillet, les drains sont raccourcis de 1 centimètre.

Le 18. Les drains, par suite de leur brièveté, sont tombés dans le pansement. La plèvre s'est fermée. On touche la plèvre avec e doigt. Il sort de la plèvre trois cuillerées à bouche de liquide. On fait un lavage au chlorure de zinc. Les drains sont très difficilement replacés par suite du rapprochement des côtes. On les raccourcit de 2 millimètres environ, parce que G... se plaint de les sentir appuyer sur le fond de la plaie. Pour éviter qu'ils tombent de nouveau dans le pansement, on fixe l'épingle de nourrice au moyen d'un tube en caoutchouc qui fait le tour du thorax.

Le 20. Les drains sont restés en place. Le pansement est renouvelé. Il est sorti environ une cuillerée à bouche de liquide dans les pièces de pansement; mais, lorsqu'on fait tousser le malade, pas une goutte de liquide ne sort de la cavité pleurale.

G... pèse 117 livres.

Le 22. Quarante-cinquième pansement: on trouve à peu près une cuillerée à café de liquide dans la gaze de Lister. Il a dû être fourni par la plaie cutanée, car il ne sort rien de la plèvre.

Au moyen d'une lumière placée en face de l'orifice de la plaie, on aperçoit le poumon à une faible distance animé de mouvements respiratoires.

Les signes du pneumothorax n'existent plus qu'autour de la plaie.

Le 24. Les drains sont raccourcis; ils n'ont plus que 15 mill. de long.

Le pansement est renouvelé; il ne sort rien de la plaie.

Le malade pèse 120 livres.

Le 26. Comme les jours précédents, il n'y a pas de liquide dans la plèvre. On retire un des drains.

Le 28. Le drain, quoique maintenu par le tube de caoutchouc, s'est déplacé. Il appuie seulement sur le bord de la plaie dont la profondeur est d'un centimètre environ et ne paraît plus aboutir à la cavité pleurale.

On entend la respiration partout. La percussion donne un peu de matité, par rapport au côté opposé; mais, à part cela, on ne trouve aucun signe d'épanchement.

Le drain n'est pas replacé.

Un nouveau pansement, identique aux précédents, est encore placé sur la plaie.

Il est renouvelé toutes les 48 heures et toujours avec les mêmes précautions antiseptiques. Seulement ses dimensions sont réduites des deux tiers.

La plaie est complètement cicatrisée le 15 août.

La respiration est pure partout.

G... sort complètement guéri le 18 août.

Observation II.

Cette remarquable observation, recueillie par notre cher ami Hamonic, nous est communiquée par notre excellent maître M. Bouilly que nous ne saurions trop remercier de ses savants conseils.

Chute du 4ᵉ étage. Fracture compliquée du bras. Traumatismes viscéraux. Epanchement sanguin dans la plèvre. Ponctions. Pyothorax. Pleurotomie. Chute d'un drain dans la cavité pleurale. Son extraction. Guérison complète.

Le nommé Jech (Jacques), mineur, âgé de 23 ans, entre à Beaujon, deuxième pavillon, n° 15, le 1ᵉʳ avril 1883.

Ce malade a été transporté à l'hôpital après avoir fait une chute d'un quatrième étage. Il est dans un état demi-comateux, pâle, perd du sang en abondance par une plaie profonde et peu arge qu'il offre au bras gauche.

On constate qu'il a son humérus gauche fracturé vers la partie moyenne. Le foyer de la fracture paraît communiquer avec l'extérieur, mais on ne fait aucune recherche pour s'en assurer. En arrière et en dedans du bras, le malade présente un épanchement sanguin considérable. Le ventre est ballonné, très douloureux. Avant l'entrée du malade à l'hôpital on a appliqué six sangsues sur l'abdomen. Le malade n'a pas été à la selle depuis plusieurs jours. Il a des nausées, mais pas de vomissements.

La région hépatique est particulièrement douloureuse; et cette localisation très nette de la douleur à la pression, jointe à l'intensité de celle-ci, fait craindre une rupture ou du moins une contusion du foie.

Le malade a une tendance aux lipothymies et aux syncopes.

Pendant qu'on applique un appareil il est pris d'une syncope très inquiétante.

Le diagnostic posé est : fracture du bras; probablement compliquée; épanchement sanguin intra-abdominal probable par rupture du foie.

On immobilise le bras gauche à l'aide d'une gouttière platrée. Pansement par occlusion (baudruche et collodion) de la plaie. 0,05 d'opium; cataplasmes sur le ventre,

3 avril. Etat général mauvais. La langue est sèche, le facies grippé, le ventre très ballonné, excessivement douloureux, surtout au niveau de l'hypochondre droit. Le malade a vomi à plusieurs reprises. Tuméfaction considérable du bras gauche. On applique sur le ventre une épaisse couche de collodion.

Le 4. Etat pareil. Ouverture d'une collection purulente développée à la face interne du bras. Il s'écoule du pus en abondance. Lavage complet du foyer et pansement phéniqué simple.

Le 5. Etat général un peu meilleur. Le malade a un peu dormi. Lavement purgatif avec 20 gr. de sulfate de magnésie.

Le 6. Même état.

Le 7. Nouvelle poussée de péritonisme. Plusieurs vomissements. Le ventre se ballonne beaucoup. Constipation. On donne un lavement purgatif. Collodion sur le ventre. Incision d'une nouvelle collection purulente développée à la face et au bras.

Le 8. Le malade est soulagé. La température a baissé (voir la courbe thermique).

Les 9, 10 et 11. Le malade se trouve assez bien.

Le 12. Il survient une dyspnée marquée. Le malade tousse beaucoup, il n'expectore pas ou à peine.

Le 13. La dyspnée s'accentue. L'auscultation révèle dans la poitrine, en avant et à gauche, un souffle doux d'épanchement.

En arrière, ce souffle existe. On constate dans ces régions de la bronchophonie, de la pectoriloquie aphone très marquée. Matité et perte d'élasticité au doigt. Les vibrations thoraciques ne se perçoivent pas. Il est vrai qu'elles sont peu marquées aussi à droite, parce que la voix du malade est très faible. Le cœur est légèrement déplacé, un peu abaissé.

OEdème de la paroi thoracique développé à *droite*. Malgré sa situation et son peu d'étendue, on craint beaucoup que la plèvre gauche ne renferme un épanchement purulent

Ponction de la plèvre gauche. Il ne s'écoule que quelques

gouttes de sang. Nouvelle ponction pratiquée plus haut et qui n'amène rien. On diagnostique un hémothorax enkysté.

Le 15. Moins d'oppression.

Le 16. La dyspnée est aussi forte qu'avant. Nouvelle ponction avec l'aspirateur Dieulafoy. On retire environ trois quarts de litres d'un sang épais, très noir, dans lequel nagent en grand nombre des lambeaux de fibrine.

Le 18. Facies terreux, abattu. Dyspnée considérable.

On décide de pratiquer demain matin la pleurotomie.

Le 10. L'état général est pire. La température est très élevée, le pouls rapide et filiforme.

Commencement d'ecchymose lombaire, à gauche surtout, et du même côté œdème de la paroi thoracique vers le creux de l'aisselle.

La dyspnée persiste.

Latéralement à gauche on constate de la sonorité. Mais plus bas une matité complète. Cette sonorité masquée, et qui s'est développée rapidement, indique qu'il s'est dégagé des gaz dans la plèvre (hémo-pneumothorax).

Ponction (avec l'aspirateur Dieulafoy) en arrière, dans le septième espace. Rien ne sort.

Nouvelle ponction à 5 centimètres plus haut. Il sort environ 250 gr. de sérosité sanguinolente. Pas de pus.

On pratique une troisième ponction vers la partie supérieure de la ligne axillaire, région où la matité est complète. On retire 300 gr. d'un liquide analogue au précédent, mais plus foncé en couleur.

Après ces ponctions le malade est pris de délire.

L'état de la fracture est bon, la plaie est rosée et a bon aspect.

Le 20. Etat amélioré. Le malade respire mieux. Le soir, élévation considérable de la température.

Le 21. Le malade est très calme.

Le 22. Frisson intense le matin. Depuis lors on prend quatre fois la température par jour. On craint l'infection purulente. La température varie de 3 degrés du soir au matin : 1 gr. de sulfate de quinine.

Le 23. Ce matin, calme complet ; la température a baissé. On continue la quinine.

Le 24. Bon état. L'épanchement a sensiblement diminué. Moiteur de la peau. Le malade a transpiré beaucoup. Il prend des œufs et du potage. On continue la quinine.

Le 26. L'œdème de la paroi thoracique est accentué. Légère dyspnée.

Le 27. Diaphorèse abondante. Oppression. Trois ponctions avec l'aspirateur Dieulafoy. La première amène un sang rouge qui semble venir du poumon. La pointe du trocart n'est pas libre et semble avoir pénétré dans cet organe. Les deux autres ponctions amènent un peu de sérosité sanguinolente. Pas de pus. L'œdème de la paroi est considérable. Il donne une sensation rénitente, comme phlegmoneuse. Alcool et extrait de quinquina.

Les 28, 29, 30 avril et 1er mai. Les oscillations de la température sont l'indice certain d'une purulence de la plèvre.

Le 3. L'œdème de la paroi s'est accru. Fluctuation et sensation gazeuse (sonorité) sous la peau, dans un point où l'évacuation du pus semble vouloir se faire spontanément.

M. Bouilly pratique l'*empyème* au-dessous de ce point, dans le huitième espace intercostal, et on résèque 2 centimètres de la septième côte qui était dénudée.

Écoulement d'un liquide sanguino-purulent, fétide, dans lequel nagent de fausses membranes. On injecte dans la plèvre environ vingt seringues de solution de chlorure de zinc à 5/100, et on place dans l'orifice un gros drain retenu par une grande épingle de nourrice. Pansement de Lister.

Le 4. Amélioration marquée. Température normale. Le pansement est traversé par les liquides. On le remplace.

Le 6. On renouvelle le pansement.

Le 7. On fait un nouveau pansement. On pousse dans la cavité pleurale trois seringues de chlorure de zinc à 2,50/100.

Le 8. Le malade s'est beaucoup remué. Son pansement est défait. On le réapplique, mais malgré des recherches prolongées on ne retrouve pas le drain qui a environ 12 centim. de longueur et qui est armé d'une forte épingle de nourrice. Est-il tombé dans la plèvre? On le craint beaucoup.

Le 9. Le malade dort et mange bien. On espère que le drain s'est égaré dans le lit.

Le 23. Etat excellent. La cavité pleurale s'est comblée. Elle n'a guère un volume supérieur à celui d'un demi-verre. Etat de la plaie excellent. La fracture va bien.

Le 31. La suppuration pleurale est presque tarie.

2 juin. On enlève l'appareil plâtré. La consolidation étant incomplète, on réapplique une gouttière plâtrée.

Le 11. Le malade accuse une douleur à gauche, vers la septième côte, latéralement.

Le 17. Etat excellent. La fistule pleurale donne encore du pus.

Le 20. A l'aide d'un stylet on perçoit une sensation qu'on attribue à la dénudation osseuse d'une côte. On met sur son compte la persistance de la suppuration.

Le 25. La température qui était normale depuis longtemps s'élève subitement. Pas d'érysipèle. On explore la plaie pleurale à l'aide d'une sonde ét on perçoit une sensation élastique que l'on attribue au tube à drainage. Tout à coup on a la sensation très nette de l'épingle qui est fixée au drain. A l'aide d'une pince à forcipressure on retire le drain et l'épingle, qui étaient bien tombés dans la plèvre. Ce drain répand une odeur infecte. Il s'écoule une certaine quantité de sang et de pus : lavages à l'aide de la solution boriquée. On replace le tube et on le fixe à l'aide d'une très grosse épingle de nourrice. Pansement de Lister. On ne perçoit plus la sensation de dénudation osseuse costale.

Le 26. Le malade a souffert un peu dans son côté la nuit dernière. Etat local excellent.

Le 30. Le malade quitte l'hôpital guéri.

20 août. Nous revoyons le malade qui se porte à merveille. Il offre une petite fistule sur la face antéro-externe du bras gauche. A l'aide d'une petite incision, on retire un séquestre de la largeur d'une pièce de 1 franc et très mince. Le malade présente des vergetures nombreuses et bilatérales au niveau de la ceinture, en arrière.

Le 28. Le malade est complètement guéri.

Juin 1884. Le malade vient revoir M. Bouilly. Il est dans un état florissant de santé.

Observation III.

Due à l'obligeance de mon excellent ami Geffrier, interne de M. Miliard.

Pleurésie purulente. Opération de l'empyème. Mort.

Alexandre Mazocchi, garçon maçon, âgé de 18 ans, entre le 19 janvier 1883, dans le service de M. Milliard, à Beaujon, salle Saint-Louis, n° 29.

Né en Italie où il n'a jamais été malade ; il a perdu quatre frères en bas âge. Il est à Paris depuis six mois.

Il y a quatre mois, il a été atteint de pleurésie droite ; on a retiré par la ponction deux litres environ d'un liquide que le malade compare à de la bière. Depuis ce temps, sa santé ne s'est pas raffermie: il avait une toux fréquente, de nombreuses épistaxis.

Au moment de son entrée, il présente un facies pâle, fatigué, il a tout l'aspect d'un cachectique. Sa langue est sale, presque fuligineuse. Il tousse beaucoup.

Sa température le soir comme le matin, est d'environ 38°.

Le foie n'est pas abaissé, la rate est un peu volumineuse.

A *l'auscultation*, on trouve en avant des râles de bronchite, plus nombreux à droite.

En arrière, ils sont plus marqués du côté gauche.

A droite en arrière, il y a de la matité dans les deux tiers inférieurs ; la respiration ne s'entend que dans la motié supérieure, mais on entend quelques râles de bronchite jusqu'en bas. Il n'y a ni souffle, ni égophonie.

Rien de particulier à l'abdomen, pas de diarrhée, pas d'œdème des membres inférieurs.

On porte le diagnostic suivant : *Pleurésie droite ; bronchite ; tuberculose probable.*

23 janvier. Submatité à droite (Vésicatoire). Râles sibilants et ronflants sous la clavicule. Râles de bronchite du côté gauche.

Le 25. Épistaxis. T. soir, 38,6 ; matin, 38,2. OEdème des parois abdominales et des cuisses.

A droite, en avant et en arrière, matité toujours très étendue; égophonie en arrière.

Le 27. On trouve dans le flanc gauche et la fosse iliaque droite quelques nodosités irrégulières, sans matité à ce niveau.

Le 30. 40° hier soir, sans cause apparente.

1er février. Epistaxis. Mélange de râles et de frottements à droite, surtout en avant.

Le 5. La matité est complète en arrière du coté droit; mais il y a de la sonorité sous la clavicule ; toujours des signes de bronchite généralisée. Il y a toujours un peu de sang dans les crachats, mais il semble provenir des fosses nasales. Ventre tendu; plaque dure dans l'hypochondre gauche, aucune douleur abdominale.

Le 8. Percussion comme précédemment, pas de souffle, mais la respiration s'entend à peine; on entend quelques râles sonores qui existent aussi en avant et dans tout le côté gauche. Les masses dures de l'abdomen semblent se prolonger de l'hypochondre gauche vers le droit.

Le 13. Abattement. Skodisme à tonalité élevée, se rapprochant un peu du bruit de pot fêlé, sous la clavicule droite, au niveau du deuxième espace intercostal ; matité au-dessus ; respiration obscure, un peu de voussure.

En arrière, à gauche, râles de bronchite.

A droite, souffle amphorique au niveau du hile du poumon ; pas de bruit respiratoire à la base, matité absolue.

Le 18. La matité est complète en avant et en arrière (côté droit). Un peu de bruit skodique dans la fosse sus-épineuse. Toujours le bruit simulant le pôt fêlé de la clavicule et le souffle amphorique en arrière. OEdème de la paroi thoracique à droite. (Epanchement purulent). Voussure manifeste.

Le 20. Ponction avec aspiration : 1900 grammes de liquide purulent, couleur café au lait, avec une légère teinte rougeâtre. Toux prolongée pendant l'évacuation, peu d'expectoration.

Le soir. Respiration bonne, sonorité relative (tonalité élevée) sous la clavicule.

En arrière, quelques râles éloignés de l'oreille, dans presque toute la hauteur, respiration faible, matité.

Le 27 (Opération). On constate que l'épanchement s'est reproduit. Matité en arrière dans les deux tiers inférieurs ainsi que sur les côtés. Bruit skodique sous la clavicule; bruit de succussion, sans amphorisme.

On pratique immédiatement la *pleurotomie* par la méthode antiseptique.

Ponction exploratrice préalable avec l'aspirateur Potain.

Incision du sixième espace intercostal, en arrière de la ligne axillaire. On arrive d'abord jusqu'à la sixième côte, qui est ensuite contournée par en haut.

La plaie mesure 8 centimètres à la peau, et va se rétrécissant jusqu'à la plèvre ponctionnée, puis incisée avec le bistouri boutonné. (Pulvérisation phéniquée au spray.)

Il sort, sans compter ce qui coule dans les alèzes, 2,200 grammes de liquide semblable à celui de la précédente ponction : pus mal lié, grisâtre, avec quelques flocons fibrineux.

Lavage avec environ quatre litres de solution tiède de chlorure de zinc à 3 0/0.

Ligature de quelques petits vaisseaux cutanés avec le catgut.

Introduction dans la cavité pleurale de deux drains de caoutchouc rouge de 8 millimètres de diamètre, retenus par deux épingles à maillot garnies de ouate phéniquée.

Pansement de Lister abondamment garni de ouate phéniquée ; le malade est maintenu couché sur son côté droit, afin de favoriser l'écoulement des liquides.

Le soir même, six heures après l'opération, le malade a 39°, mais il est assez gai et mange un potage.

Le 28 (Deuxième pansement). La nuit a été bonne, peu de toux, sommeil satisfaisant ; l'appétit augmente.

Ce matin, 37° ; pouls 112 ; pas de diarrhée.

Sonorité exagérée de tout le côté droit.

Le pansement n'a pas été traversé par les liquides venus de la plèvre.

On renouvelle le pansement ; sans faire de nouveau lavage.

1er mars. Peu de fièvre, moins de toux. Pas de pansement.

Le 2 (Troisième pansement). La partie inférieure du pansement commence à être traversée par les liquides.

La température a remonté hier (39,6 le soir); pouls 140.

Le pansement défait, on s'aperçoit que les tubes sont sortis de la plaie ; de crainte qu'il n'ait séjourné du pus dans la cavité pleurale, on pratique un lavage avec deux litres de solution de chlorure de zinc à 3 0/0. Le liquide sort presque limpide de la plèvre.

Les lèvres de la plaie sont d'un gris noirâtre; imbibées d'une sorte de sécrétion séro-purulente ; autour de la plaie, et s'étendant assez loin à sa partie inférieure, on constate de l'œdème de la paroi thoracique.

Les tubes sont remis en place, maintenus par un ruban qui fait le tour du thorax.

Pansement de Lister garni de ouate salycilée.

Le soir même, la fièvre est tombée : température 38,4 ; pouls 120 ; l'appétit revient et la nuit est calme.

Le 3. L'amélioration persiste ; à l'auscultation, on trouve toujours du côté gauche des râles sibilants disséminés.

A droite, il semble qu'on entende quelques frottements, puis du tintement métallique, et dans les grandes inspirations du souffle amphorique (air pénétrant par la plaie), plus prononcé encore quand le malade tousse. Il y a toujours un peu d'œdème des membres inférieurs (pieds et face interne des cuisses), de la paroi abdominale où la plaque dure constatée sous l'hypochondre gauche se sent toujours ; pas d'ascite.

Le 4 (Quatrième pansement). Peu de liquide écoulé ; le pansement n'a pas été transpercé. Les drains sont à moité sortis.

Les lèvres de la plaie sont recouvertes d'une couche pulpeuse grise, infiltrée de pus, comme si toute cette surface avait été escharifiée par le contact dn chlorure de zinc; aucune odeur.

Pas de lavage de la plèvre, les tubes sont maintenus par des épingles à maillot fixées par de la ouate salicylée, collée à la peau par du collodion. Pansement de Lister.

Le soir. T. 38° ; pouls 144 ; bon appétit ; auscultation comme la veille.

Le 5 (Cinquième pansement). Liquide plus abondant que les jours précédents, même aspect grisâtre de la plaie qui semble agrandie.

Le 7. La suppuration étant établie malgré les précautions prises, on revient à la pratique des lavages, avec une solution tiède ainsi formulée : eau, 4 litres; alcool, 0,20 centil.; teinture d'iode,

environ 60 grammes ; lavage matin et soir ; pansement phéniqué simple, garni de ouate salicylée.

Le 8. La température continue à monter, on fait trois lavages
dans les vingt-quatre heures.

La plaie, manifestement plus large qu'au début, est encore un
peu grisâtre, non bourgeonnante ; la côte inférieure est denudée
sur une vaste étendue. L'orifice pleural de la plaie est maintenant aussi large que l'espace intercostal lui-même.

L'appétit reste assez bon. L'œdème des membres inférieurs,
du pénis et des bourses augmente. Toux fréquente.

Le 9. Trois lavages ; rien de nouveau ; aspect cachectique.

Le 10. Trois lavages. Le liquide sort peu sali, ramenant quelquefois des grumeaux caséeux. Les deux côtes qui limitent la
plaie sont dénudées sur presque toute leur hauteur, et sur une
longueur de 5 à 6 centimètres.

Le 11. Lavages à 8 heures dn matin, 1 heure et 5 heures 1/2
du soir.

Le malade s'est mis sur un fauteuil ; la seconde fois qu'il s'est
levé pour faire ses besoins, vers 4 heures du soir, il s'est produit
par la plaie une hémorrhagie assez abondante pour couler à
travers le pansement épais complètement imbibé de sang. L'hémorrhagie s'est arrêtée d'elle-même dès qu'on à fait recoucher
le malade.

Le pansement est levé à 5 heures 1/2, il n'y a plus aucun
écoulement de sang, quelques caillots restés au bord de la plaie
se continuent dans la cavité pleurale et semblent indiquer que
l'hémorrhagie venait de la cavité même, d'où le lavage fait sortir une masse grosse comme un œuf formée par du sang coagulé
et des pelotons de fausses membranes anciennes.

Les tubes ne sont pas réintroduits, on fait un pansement phéniqué, avec légère compression par la ouate salicylée, sur les
bords de la plaie. La température est à 36°, le pouls à 132.

L'hémorrhagie ne se reproduit pas, mais le malade s'affaiblit
de plus en plus et succombe le 12 mars, à 9 heures du matin.

Autopsie le 13 mars, vingt-quatre heures après la mort.

Thorax. — Il s'écoule environ deux verres de liquide séreux,
à l'ouverture de la cavité pleurale gauche.

Le poumon du même côté est un peu congestionné, il contient

des granulations grises, tuberculeuses assez discrètes, plus nombreuses dans le lobe supérieur ; pas de tubercules ramollis ni de cavernes.

Du côté droit, celui sur lequel on a fait l'opération de l'empyème, la plèvre est uniformément épaissie, et recouverte d'un exsudat tomenteux grisâtre, très adhérent.

Il n'y a ni sang, ni pus dans la cavité pleurale.

Des lambeaux détachés de la plèvre pariétale et de la plèvre médiastine accolés au péricarde présentent environ un centimètre d'épaisseur et en plusieurs points on voit de petites masses tuberculeuses, les unes encore fermes, les autres en voie de ramollissement.

L'orifice interne de la plaie opératoire occupe toute la hauteur de l'espace intercostal, soit 2 centimètres, il n'y a guère que 3 centimètres de longueur.

Le poumon, réduit au quart de son volume normal, et accolé au médiastin, est aussi recouvert par uue coque pleurale de plusieurs millimètres d'épaisseur.

Son tissu est dense, carnifié ; on y trouve quelques granulations tuberculeuses, moins nombreuses que du côté opposé.

La dissection des bords de la plaie ne montre aucune branche artérielle ulcérée, ayant pu donner lieu à l'hémorrhagie qui s'est produite la veille de la mort.

Le *cœur* ne présente rien de particulier à noter.

Cavité abdominale. — Toutes les anses intestinales sont réunies entre elles et à la paroi, par des fausses membranes épaisses gélatiniformes, blanchâtres.

Au-dessous de l'estomac, l'épiploon adhère à la paroi abdominale, à laquelle il est réuni par une plaque caséeuse, d'un centimètre d'épaisseur, large comme la paume de la main.

Si on cherche à séparer les anses iutestinales agglomérées, on ne tarde pas à obtenir des déchirures des tuniques de l'intestin.

Le *foie* n'est pas très volumineux, il offre une dégénérescence graisseuse avancée. Il adhère fortement au diaphragme, qui adhère lui-même, à ce niveau, à la paroi thoracique par accolement des deux feuillets pleuraux costal et diaphragmatique, si bien que si au lieu d'inciser le sixième espace, on avait incisé le huitième ainsi que cela s'est fait quelquefois, on n'aurait pas trouvé la cavité pleurale, mais on serait tombé directement sur le foie à travers le diaphragme.

OBSERVATION IV.

Pleurésie avec épanchement séreux. Thoracentèse. Purulence de l'épanchement. Vomique. Guérison.

Amartin (Eugène), 19 ans, garçon épicier, originaire du département du Cher, entre le 5 avril 1882, à l'hôpital Lariboisière, salle Saint-Charles, n° 22, dans le service de M. Proust.

Ce malade ne peut donner aucun renseignement sur ses antécédents héréditaires.

Quant à lui, il a eu des douleurs rhumatismales, il y a deux ans : il est resté pour cela pendant un mois à l'hôpital Necker.

On lui a mis à cette époque deux vésicatoires à la région précordiale.

Il y a huit jours, il a été pris d'un point de côté très violent du côté gauche. Il a eu trois frissons qui ont duré environ un quart d'heure chacun. Il a été obligé de prendre immédiatement le lit, et il se décide le 5 avril à entrer à Lariboisière.

6 avril. L'attention est de suite attirée par une voussure considérable du côté gauche de la poitrine, voussure qui est surtout appréciable à la palpation bimanuelle.

Pas de vibrations thoraciques dans toute l'étendue du côté gauche en arrière. Matité complète au même niveau. En avant, mêmes signes physiques, si ce n'est sous la clavicule où l'on trouve une sonorité skodique très marquée. A l'auscultation, souffle aigre, surtout net à l'expiration. Egophonie très intense. Voix de polichinelle.

La dyspnée est si intense qu'on pratique d'urgence la thoracentèse. Issue de 3 litres 1/2 de liquide séreux, clair et citrin, qui se prend très vite en une gelée compacte de fibrine colorée par quelques globules rouges.

Le 7. La température baisse. L'état général est satisfaisant. Le poumon est perméable à l'air, si ce n'est à la base où le murmure vésiculaire semble étouffé. Pas de souffle. Pas d'égophonie.

Le 10. La température est à 39°. Le malade se plaint de dyspnée. Il a 40 respirations par minute et 120 pulsations. Le soir, il a 39°5. Il a eu un frisson dans l'après-midi. (Sulfate de quinine, 1 gramme en deux paquets.)

Le 12. Les signes physiques sont devenus tels qu'ils étaient le premier jour. Mais, à part les phénomènes généraux, il n'existe aucun signe de purulence de l'épanchement.

Thoracentèse : issue de deux litres de pus.

Les 13, 14 et 15. La température baisse, mais la dyspnée augmente et le pouls reste à 120 pulsations par minute.

Le 18. Le malade suffoque complètement. Il est assis sur son lit et se cramponne aux barreaux du lit. Il a 62 respirations par minute. On se disposait à lui faire la pleurotomie, lorsque, pendant une quinte de toux, il est pris de vomissements.

Pendant 8 minutes, il penche la tête hors de son lit, la face est livide, les yeux injectés, et il vomit une quantité considérable de pus, mêlé à de l'air venant des bronches et à des aliments venant de l'estomac (du lait principalement).

Après cet incident le soulagement est presque immédiat ; tous les accidents s'amendent petit à petit.

A aucun moment on ne constate la présence de l'air dans la cavité pleurale. Le poumon est complètement revenu sur lui-même ; la sonorité est presque normale dans toute la hauteur de la poitrine, et il n'y a pas trace de pneumothorax. Il est probable que la fistule broncho-pleurale, qui a permis l'issue du liquide de la plèvre dans les bronches, se refuse à l'entrée de l'air des bronches dans la cavité pleurale. Il suffit de jeter un coup d'œil sur la courbe ci-jointe pour voir avec quelle simplicité la guérison est survenue.

31 mai. Le malade part pour Vincennes, *complètement* guéri, sans avoir eu de nouvelle vomique.

OBSERVATION V.

Pleurésie aiguë. Thoracentèse. Purulence de l'épanchement. Pleurotomie. Fistule pleurale persistant au bout de 8 mois.

Jules Pangaut, maçon, âgé de 27 ans, entre le 26 septem-

bre 1882, à l'hôpital Lariboisière dans le service de M. Proust,
salle Saint-Charles, n° 16.

Cet homme est d'apparence robuste; il s'est toujours très bien
porté et ne présente du côté de ses ascendants rien qui mérite
d'être noté, Il est le 5e enfant d'un père et d'une mère encore vi-
vants et de très bonne santé habituelle.

On ne trouve, d'ailleurs, rien dans son histoire, qui fasse penser à l'existence, chez lui, d'une diathèse scrofuleuse, arthritique,
syphilitique et il n'est pas alcoolique.

Il y a trois semaines environ, il a commencé à tousser et à
souffrir dans le côté gauche de la poitrine. Une série de frissons,
accompagnés de sueurs abondantes, l'a forcé à garder la chambre,
et dès le quatrième jour, il était obligé de rester au lit avec une
grande difficulté à respirer, avec un violent point de côté, exas-
péré par de petites quintes de toux constamment répétées. Il ne
pouvait dormir que couché sur le côté malade, et encore est-il
que les quintes de toux le réveillaient très fréquemment la nuit.

Enfin, bien que le douleur de côté eût à peu près disparu, il
s'est décidé à entrer à l'hôpital en raison surtout de sa dyspnée,
qui ne cède à rien.

On constate alors que le côté droit de la poitrine est très aug-
menté de volume.

La palpation bimanuelle suffit pour constater une différence
très nette entre les deux côtés. Les vibrations thoraciques sont
abolies dans toute l'étendue de ce côté, en arrière. En avant la
zone de Traube est absolument mate : en haut on trouve un peu
de skodisme.

A l'auscultation, silence complet en arrière. En avant, la respiration s'entend seulement au sommet où elle est aigre et
soufflée.

Le lendemain de son entrée, la dyspnée est si intense, qu'on
se décide à faire immédiatement la thoracenthèse. Cette opération
donne issue à trois litres et demi de liquide clair et citrin qui ne
tarde pas à se prendre en masse et à former un magma fibrineux
compacte.

1er octobre et jours suivants. Etat satisfaisant. La dyspnée a
presque disparu : le malade se trouve très bien. La respiration

s'entend en arrière : cependant à la base droite elle est modifiée par un peu d'atélectasie pulmonaire.

Le 4. Le malade est repris brusquement de dyspnée. On constate que le liquide se reproduit.

Le 5. L'épanchement est revenu au point où il était le jour de l'entrée du malade.

Le 6. Nouvelle ponction qui donne issue à 2 litres 1/2 de liquide semblable à celui décrit plus haut.

Les jours suivants le malade n'est pas soulagé comme il l'avait été la première fois. Il a 39° et même 40° le soir (voir la courbe), avec des différences de deux degrés entre la température du matin et celle du soir. De plus, l'état général s'aggrave. Le facies devient terreux ; il a de temps en temps de petits frissons.

Le 11. On lui donne 1 gr. de sulfate de quinine en deux paquets. La température descend rapidement et oscille les jours suivants entre 37 et 38°. Les signes stéthoscopiques sont ceux d'un épanchement très abondant, mais ne peuvent faire supposer la purulence que les phénomènes généraux semblent indiquer Il n'y a pas d'œdème de la paroi thoracique.

15 novembre. Troisième ponction : issue de 3 litres 1/2 de liquide franchement purulent, mais absolument inodore. Le pus ne tarde pas à se reproduire. Les phénomènes généraux s'aggravent de jour en jour. Le malade a tous les soirs 38 et même 39° (voir la courbe).

Il ne mange pas et maigrit considérablement. Il a des sueurs très abondantes, surtout la nuit. L'opération de l'empyème est décidée.

M. Duplay la pratique le 7 décembre dans le septième espace intercostal. L'opération se passe sans incident. Il sort des flots de pus et de volumineuses fausses membranes. On introduit dans la plaie deux drains de gros calibres, en caoutchouc rouge.

Les jours suivants on fait des lavages répétés avec de l'eau saturée de sel marin.

Le 25. On constate que le liquide qui sort par les drains exhale une odeur infecte. La température est toujours à 39°, le soir.

Le 20. Lavages avec une solution d'acide borique, à 4 et demi pour 100.

1er janvier. Je perds de vue le malade, et il suffit d'examiner la courbe ci-jointe de sa température, pour se rendre compte des différentes phases de sa maladie. Cette courbe continuée pendant huit mois, montre que la fistule pleurale persiste.

A l'heure actuelle (août 1883) le malade est dans le même état.

OBSERVATION VI.

Pleurésie aiguë. Thoracentèse. Purulence de l'épanchement. Application du siphon de Potain. Mort.

Zuywers (Albert), âgé de 39 ans, entre le 20 février à l'hôpital Lariboisière, salle Saint-Charles, n° 30, dans le service de M. Proust.

Ce malade a des antécédents tuberculeux des plus nets. Son père est mort phthisique à l'âge de 50 ans; deux de ses frères sont morts « de la poitrine » à l'âge de 20 ans. Il a actuellement une sœur que son médecin a envoyée à Alger pour y passer l'hiver. Quant à lui, il a eu des revers de fortune qui l'ont conduit à une profonde misère. Il a souffert tout l'hiver du froid et même de la faim. Il est d'ailleurs très nettement alcoolique (pituites le matin, rêves caractéristiques la nuit, tremblement des doigts, etc.). Il a toussé tout l'hiver, dit-il, et n'a rien fait pour se soigner.

A son entrée à l'hôpital on constate l'existence d'un épanchement pleurétique considérable du côté droit. Le poumon droit est absolument refoulé dans la gouttière vertébrale, car on trouve de ce côté une voussure considérable, une absence complète des vibrations thoraciques, une matité étendue du haut en bas, aussi bien en avant qu'en arrière, une absence totale du murmure respiratoire. Pas de souffle, pas d'égophonie. Le sommet du poumon gauche présente tous les signes d'une induration tuberculeuse au début.

L'Etat genéral est très mauvais. Le malade est très amaigri : il a des sueurs abondantes la nuit; pas d'appétit; diarrhée continuelle.

La température oscille entre 39 et 40°. Le pouls est à 100° et il respire 40 fois par minute.

Le 20. Thoracentèse. Issue de 2 litres 1/2 de liquide louche et presque purulent.

Les 21, 22, 23 et 24. La ponction n'a pas modifié l'état général du malade. La dyspnée est toujours aussi intense. Le poumon n'est pas perméable et le murmure respiratoire ne s'entend pas.

Le 28. Nouvelle ponction qui donne issue à 3 litres 1/4 de liquide manifestement purulent.

5 mars. 3° ponction : issue de 2 litres 1/2 de pus. Le malade maigrit de plus en plus et se cachectise tout à fait. La face est terreuse, l'aspect misérable. Il ne mange pas, sa langue est sèche et noire, sa diarrhée continuelle : les jambes sont enflées.

1er avril. Application du siphon de Potain. La sonde employée est un n° 17 en caoutchouc rouge.

On évite avec grand soin l'introduction de l'air dans la cavité pleurale. On fait deux fois par jour des lavages avec de l'eau saturée de sel marin et légèrement phéniquée.

Le 4. Le pus qui sort avec le liquide du lavage a une odeur infecte. On remplace la sonde par un n° 21, pour faciliter l'évacuation des grumeaux.

Le 17. Mort à midi par épuisement progressif.

L'autopsie n'a pu être faite.

OBSERVATION VII.

Pleurésie avec épanchement séreux. Thoracentèse. Purulence de l'épanchement. Siphon de Potain. Mort par tuberculose.

Jouan (Albert), employé de commerce, âgé de 22 ans, entre le 8 mars 1882 à l'hôpital Lariboisière, salle Saint-Charles, n° 26, dans le service de M. Proust.

Ce malade a des antécédents héréditaires manifestement tuberculeux. Sa mère est morte phthisique, il y a dix ans. Un de ses frères est mort à l'âge de 22 ans, après des hémoptysies répétées. Enfin, il a une sœur qui était, il y a un mois, dans notre salle Sainte-Marie, avec une bronchite plus que suspecte du sommet gauche.

Quant à lui, il se porte habituellement assez bien. Il y a un mois environ, il a été pris d'un frisson assez violent qui a duré une demi-heure. Rentré chez lui, il a eu un point de côté du côté droit et s'est mis à tousser.

Depuis cette époque il n'est pas resté complètement alité. Il a toujours continué à faire son travail dans son bureau. Cependant, depuis deux jours, les quintes de toux sont devenues plus violentes, surtout la nuit, et la gêne de la respiration va toujours en augmentant. C'est ce qui décide le malade à entrer à l'hôpital où nous constatons les symptômes suivants :

État général satisfaisant, cependant l'appétit disparaît peu à peu, et le malade se sent faible et oppressé.

Comme état local, on trouve une voussure considérable du côté droit de la poitrine, et la palpation, la percussion, l'auscultation, dénotent la présence d'un épanchement pleurétique énorme de ce côté.

Après un délai de six jours, la dypsnée ne fait qu'augmenter et la thoracentèse est urgente.

13 mars. Thoracentèse. Issue de 2 litres 1/2 de sérosité claire et citrine. Pas d'incident.

Le 15. Le liquide se reproduit rapidement. La température est très élevée. Elle dépasse 40° (voir la courbe). Les jours suivants, on applique une série de vésicatoires sur le côté droit de la poitrine et on donne au malade 1 gramme de sulfate de quinine. Chaque jour le malade a un frisson qui dure de un quart d'heure à une demi-heure.

L'état général est mauvais. Le malade ne mange plus, ne dort plus ; sa face prend une teinte terreuse et sa température reste très élevée, le soir.

Cependant aucun signe physique local ne peut faire penser à la purulence de l'épanchement que tous les signes généraux indiquent formellement. (Pas d'œdème de la paroi thoracique, etc.)

Le 18. On trouve des quantités considérables d'albumine dans les urines. Elles n'en contenaient pas trace, lors de l'entrée du malade à l'hôpital.

9 mai. Thoracentèse qui donne issue à 1 litre 1/2 de pus dépourvu d'odeur.

Le 14. Application du siphon de Potain avec toutes les précautions possibles; on met dans la cavité pleurale une sonde en caoutchouc rouge n° 16. Une demi-heure après l'application du siphon, le malade est pris d'un grand frisson.

Il suffit de porter les yeux sur la courbe ci-jointe pour voir par quelles phases la maladie a passé ; on est arrivé progressivement à mettre des sondes de plus en plus grosses.

29 avril. On met une sonde n° 27, qui entre dans la cavité pleurale d'une longueur de 17 centimètres.

Les injections avec l'acide phénique au soixantième ayant amené une coloration brune des urines, assez marquée, on a substitué l'acide thymique à l'acide phénique. Malgré toutes les précautions prises, le pus exhalait dès le 25 mars une odeur fétide.

7 mai. Le pus semble plus épais, et la cavité pleurale se vide mal. On fait alors des lavages répétés avec de l'eau saturée de sel marin. A dater de ce moment, le pus qui est toujours aussi fétide, sort facilement par la sonde. La cavité se rétrécit peu à peu et chasse le tube.

12 juin. La sonde est un n° 17, elle n'entre plus que de 10 centimètres et il sort à peine une cuillerée à bouche de pus chaque jour.

Malgré cette marche favorable de l'affection locale, l'état général ne cesse pas d'être détestable.

Le malade est tourmenté par une diarrhée incessante, que rien ne peut enrayer. De plus, il tousse beaucoup surtout la nuit et l'examen du poumon gauche montre une induration de tout le lobe supérieur avec de petits foyers de ramollissement.

Le 25. Le malade succombe avec des accidents de dyspnée intenses, dans une cachexie profonde.

Autopsie. — On ouvre le thorax du côté droit en suivant le trajet occupé par le tube. Ce trajet aboutit à une petite cavité de la capacité d'un œuf de poule environ, située entre le diaphragme et le lobe inférieur du poumon droit. Des adhérences solides forment les parois de ce trajet, mais le poumon est complètement englobé dans des fausses membranes épaisses et comme fibreuses. Il n'est pas perméable à l'air et va au fond de l'eau du sommet à la base.

On peut donc considérer l'affection localecomme guérie. Mais le poumon gauche est farci de tubercules. Le sommet présente de petites cavernes, tandis qu'on trouve dans le lobe inférieur des traînées nombreuses de granulations presque transparentes. Les intestins contiennent des ulcérations nombreuses, circulaires et profondes.

Rien dans les méninges.

Cœur large et mou. Dilatation manifeste des cavités droites.

Observation VIII.

Pleurésie purulente. — Mort subite.

Le nommé André B...., entre le 25 février 1882, dans le service de M. Proust, à l'hôpital Lariboisière, salle Saint-Charles, n° 12.

C'est un ouvrier maçon, âgé de 28 ans, qui est arrivé d'Italie, il y a trois mois seulement.

Il est soigné en ville par un médecin depuis deux mois environ. On le soigne pour une pleurésie, dit-il, et on lui a fait deux fois une opération qui a donné issue chaque fois à plus de deux litres de liquide « clair comme de la bière ».

Depuis la dernière ponction, c'est-à-dire depuis quinze jours, la maladie, nous dit-il, s'est beaucoup aggravée. Il a des frissons presque tous les jours ; le soir, une fièvre intense. Le soir de son entrée à l'hôpital il a 39,8.

Sa face est terreuse, et cependant il est venu à pieds à l'hôpital et il nous dit qu'il reste levé une partie de la journée.

Il présente tous les signes d'un épanchement purulent considérable dans la cavité pleurale du côté gauche. Le cœur est dévié et sa pointe bat dans le quatrième espace intercostal droit sur le bord droit du sternum.

Pas d'œdème de la paroi thoracique.

On se propose d'appliquer le siphon de Potain, le 4 mars.

Le matin, au moment de la visite, on ne trouve pas le malade dans son lit. Les voisins nous disent qu'ils l'ont vu se diriger du côté des cabinets. Un instant après, un infirmier vient nous dire

que le malade a une syncope et gît dans les cabinets le visage
contre terre.

Il était mort subitement.

L'autopsie n'a pu être faite.

Nous sommes forcé de supprimer ici les longs tracés
qui accompagnent ces observations. Les principales particularités qu'ils présentent sont d'ailleurs notées au cours
de chaque observation.

Paris. — A. PARENT, imp. de la Fac. de médec., A. DAVY, successeur,
52, rue Madame et rue M.-le-Prince, 14.